主编 闫俊

30天图解强迫症

北京大学医学出版社

30TIAN TUJIE QIANGPOZHENG

图书在版编目（CIP）数据

30 天图解强迫症 / 闫俊主编 . —北京：北京大学
医学出版社，2020.9
　　ISBN 978-7-5659-2101-8

　　Ⅰ.① 3… Ⅱ.①闫… Ⅲ.①强迫症 – 诊疗 – 图解
Ⅳ.① R749.99-64

中国版本图书馆 CIP 数据核字（2019）第 257021 号

30 天图解强迫症

主　　编：闫　俊

出版发行：北京大学医学出版社

地　　址：（100083）北京市海淀区学院路 38 号
　　　　　北京大学医学部院内

电　　话：发行部 010-82802230；图书邮购 010-82802495

网　　址：http://www.pumpress.com.cn

E-mail：booksale@bjmu.edu.cn

印　　刷：中煤（北京）印务有限公司

经　　销：新华书店

策划编辑：药　蓉　袁帅军　　责任编辑：袁帅军

责任校对：靳新强　　　　　　责任印制：李　啸

开　　本：787 mm × 1092 mm　1/16　印张：8.75

字　　数：150 千字

版　　次：2020 年 9 月第 1 版　2020 年 9 月第 1 次印刷

书　　号：ISBN 978-7-5659-2101-8

定　　价：50.00 元

前　言

　　时隔我女儿 7 岁时口中冒出"强迫症"这个词已经 9 年多了，如今我已经满头白发，但我仍旧战斗在强迫症治疗的第一线。强迫症治疗小组的成员如种子一般在全国各地播撒，他们也一直为治疗强迫症奋斗着。时间的流逝并没有消磨我们的斗志，反而不断地坚定我们治疗强迫症的信念。

　　面对强迫症，虽然我们帮助过无数的病友和家属，但医学的不完美和遗憾永远存在。面对如何更简单明确地让大家了解强迫症、如何让大家更快速地知道怎么去面对和治疗强迫症、如何尽早减少强迫症治疗中的弯路等问题，我也在不断地向自己提出"完美"的要求和目标。

　　这本书以思维导图的方式，用图片和文字来讲述强迫症相关知识，让更多第一次接触强迫症的病友和家属可以更快捷地获得强迫症的治疗要点，希望在匆忙的治疗中为病友和家属节约更多的治疗时间，尽快找到治疗方法，以便早日康复。30 天也是强迫症治疗开始后最重要的一个月，第一个月的治疗是基础，也决定整体疾病的康复程度。

　　《远离强迫》《强迫症知识问答集》，以及这本《30 天图解强迫症》，都是我的强迫症治疗小组共同努力的成果，是治疗小组成员每日辛苦工作的总结。在此，我向曾一起并肩战斗的强迫症治疗小组成员表示感谢，向曾在北京大学精神卫生研究所（北京大学第六医院）强迫症心工坊工作过的医生表示敬意！

北京大学精神卫生研究所（北京大学第六医院）强迫症心工坊以及我的强迫症病友 QQ 群（138943272）会和大家一起共同努力治疗强迫症！

我也再次向一直支持我工作的爱人、女儿、年迈的父母表示感谢！

衷心祝愿每位病友和家属顺利地"走过"强迫症！我们携手一起努力！

闫　俊

北京大学精神卫生研究所（北京大学第六医院）

2019 年春

目　录

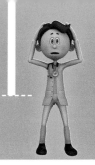

强迫症

不罕见
- 患病率3%左右

属于神经症
- 不是精神病
- 也叫强迫神经症
- 也叫强迫障碍

病因复杂
- 遗传
- 性格
- 压力
- 生活事件刺激
- 免疫和代谢等改变
- ……

强迫症状为主
- 反复的思维
- 反复的行动

症状特点
- 重复
- 自感无法控制
- 痛苦感强烈

主要治疗方法
- 药物治疗
- 心理治疗

需要到精神心理科就诊
- 需要精神心理科医生确定诊断和治疗
- 需要心理等专业治疗
- 务必到相关专业医院就诊

病程迁延
- 长达数年时间
- 影响学习和工作

表现形式多样
- 很多种行为和思维的组合
  - 每个人的症状不完全一样
- 常合并焦虑和抑郁等其他症状
- 有别于洁癖等

医患共同努力
- 治疗效果和患者个人的努力非常相关

可以康复
- 治疗有效率70%～80%
- 改善生活质量

强迫症是以反复出现的强迫观念和强迫行为为基本特征的一类精神心理障碍，这类疾病属于神经症类疾病，以病因复杂、表现形式多样、病程迁延为突出的特点。病友会出现大量的反复行为和思维，自我感觉不能控制，干扰病友本人的正常心理活动，并且影响生活的能力和行为，甚至影响其人际关系或家庭幸福。比如有的强迫症病友为了确认自己洁净，反复违背家人意愿要求家人参与过多的洗涤，而自己也因为洗涤不能继续工作、生活和学习。

不罕见

强迫症是常见的精神心理障碍，不属于罕见的疾病，但病友对强迫症并不十分了解。一方面是因为病友对精神心理疾病关注得太少，另一方面是因为社会对这个疾病并不关注，甚至一部分病友还有被歧视的感觉，导致病友之间很少交流。目前各个国家的流行病学调查数据不太一致，但是普遍认为强迫症终生患病率为0.8% ~ 3.0%。如果就诊，一般是在精神心理科。建议病友积极地去精神心理科进行专业的治疗。

属于神经症

强迫症在目前的疾病归类上属于精神疾病的大范畴，但是它不是精神病。精神病一类指的是精神分裂症、双相情感障碍等疾病。强迫症，也叫强迫神经症、强迫障碍，它属于神经症类的疾病。与精神病相反，强迫症病友具有强烈的自我意识，一般不会产生对他人的攻击和伤害，绝大多数的病友都有对疾病的自我判断力。

病因复杂

强迫症的病因复杂，很难一概而论，一般与遗传、性格、生活事件的刺激、个人的抵抗力、生活的压力、体内免疫和代谢的改变等因素有关。研究病因是为了帮助病友更了解自己，去积极地面对，研究如何尽快地、更好地康复。

强迫症状为主

强迫症以强迫症状为主要表现。强迫症状大致分为强迫思维和强迫行为两类。病友的体验是各种控制不住的想法和行为，但是具体的表现形式非常多样，涉及人类生活中的各种感觉、思维、体验、情绪和行为。

症状特点

强迫症状虽然种类多、表现繁杂，但是在临床上还是有很多共同特征的。一般比较被认可的共同特征是：①强迫思维和行为反复、重复地出现多次；②这些思维和行为一般没有什么现实意义，病友有想克制但又无力摆脱的感觉；③病友会感觉非常痛苦，无法摆脱。这些是褪去症状光怪陆离的外衣后留下的最核心特点。不管您的表现是什么，尝试从这三个方面看看自己是否符合强迫症的表现。如果符合，请您一定要尽早向医生咨询。

表现形式多样

每个病友的强迫症状不会完全一样。因为每个人都是自我症状的组合，尤其强迫症状有各类的思维和行为，所以组合完全不同，但是会有类似。强迫症状令人十分痛苦和纠结，会产生焦虑、抑郁的情况，以及各类精神症状，比如失眠、自责等。有些强迫症的表现会很像正常人的洁癖、反复关门和检查等行为，但是严重程度和性质各有不同。

病程迁延

强迫症的病情变化可以是多个样子、多种形式。因此同样是强迫症病友，但疾病的表现和病情变化的特点可能是非常不同的。有的病情是持续性的、一段时间的存在，短的数月，长的数年；也可以是间断的、波动性的存在，症状可以好转几个月，加重几个月。病情可能会在几年内波动，也可能会在稳定数年后再次出现，或者在心理因素解除的情况下自然消失。在整个病情中，症状可以是单一的（如强迫洗手），可以多种同时存在（如强迫洗手和检查以及强迫思维共存），也可以在不同时间段表现出不同的症状。因此病情的变化可以十分多样和繁杂。病友和家属需要更多的耐心，和医生一起判定疾病，分析病情，找出疾病的表现特点和发展趋势以及适宜的治疗方法。

需要到精神心理科就诊

强迫症属于精神心理疾病，就诊科室一般选择精神心理科。通常内科医生没有接受过强迫症相关疾病的专业训练，而且治疗中需要合并药物和心理治疗，需要心理专业人员的协助，因此病友就诊时应到专科医院选择专业的精神心理科医生。

主要治疗方法

强迫症目前主要的治疗方法是药物治疗和心理治疗。药物治疗的有效率大致在 70% ~ 80%。药物治疗协同心理治疗有效率更高。其他治疗如物理治疗等还不是目前的主要治疗方法。

医患共同努力

治疗强迫症最需要正确的诊断，需要药物治疗和心理治疗共同发挥作用。面对强迫症时需要全体总动员，既需要和医生建立良好的合作，医患共同努力，同时需要家属的支持和个人的努力，但最需要的是病友的耐心和信心。

可以康复

强迫症是可以治疗的疾病，并且治愈的希望非常大，治疗有效率达70%～80%。合并药物和心理治疗不仅可提高治疗的有效率，还可以大幅度地提高生活质量。因此病友务必及早就医接受治疗，以早日康复。

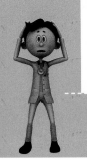

第二天

得了强迫症——我们病了

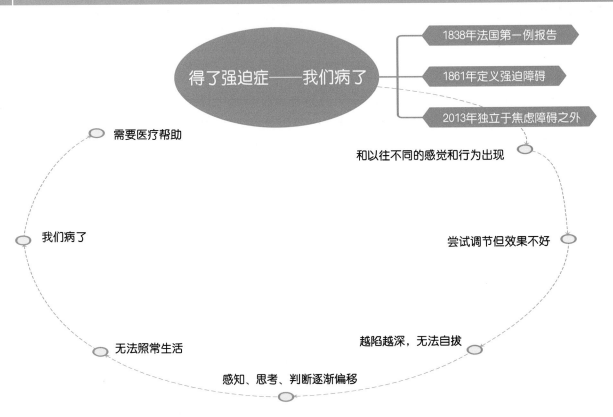

得了强迫症——我们病了

- 1838年法国第一例报告
- 1861年定义强迫障碍
- 2013年独立于焦虑障碍之外

和以往不同的感觉和行为出现

需要医疗帮助

我们病了

无法照常生活

尝试调节但效果不好

越陷越深，无法自拔

感知、思考、判断逐渐偏移

得了强迫症，我们不得不承认我们病了。我们无法自己解决自己的问题，需要就医。

强迫症疾病的历史：200多年以前，曾经用"疯""妄想"等词汇描述强迫思维，如称为"犹豫不决的强迫思维妄想、情绪性妄想"。强迫症的历史起始于1838年法国精神病学家Esquirol的一例报告。这是一例强迫性怀疑病例，患者表现出独特的对行为和思维的怀疑性，Esquirol把它称作"单狂（monomania）"。1861年Morel描述了类似的病例，首次创用了"强迫障碍"这一名称。2013年，在《精神障碍诊断与统计手册》第5版（DSM-5）（美国精神疾病诊断标准）诊断体系中，强迫障碍作为一大类疾病单独排序，与焦虑障碍、抑郁障碍、精神分裂症等疾病是平行的关系，已经不再从属于焦虑障碍之中。因此，强迫症很早就作为一个疾病存在，并被研究着。

强迫症不是一天形成的。大多数病友会慢慢地感觉到自己先是有些与以往不同的感觉和行为出现，然后不知不觉地按照上图的模式发展，最后陷入了强迫症。

比如病友的手碰了某个东西，觉得脏就会多洗几遍手，但是逐渐会越洗越多，不洗就难受，这时，强迫就已经开始了。

于是病友会尝试调节自己，比如减少洗手或者尽力不碰自己认为脏的东西，但是发现效果不好。不做就会难受，难受就洗一下吧，但是怎么做都会不舒服。

之后病友就好像陷入了恶性循环，一洗就舒服了，不洗就难受，为了不难受就赶紧洗了，但是洗了之后又觉得浪费时间。不断处于恶性循环中。

随着时间的延续，病友慢慢发现自己分不清楚干净和不干净，甚至自己觉得不干净的东西，家人觉得还可以。自己非要家人按照自己的要求做，但是家人不理解。慢慢地，好像所有关于"干净"的判断，都和周围人不一样了，甚至自己对自己都会产生怀疑。

之后，生活逐渐陷入痛苦，比如自己必须如何清洁，必须要家人按照自己的要求做，或者无法忍受周围的环境和条件等等。

其实到这里，我们必须要认识到，我们病了，我们得了强迫症。我们无法自己解决自己的问题，我们在整个疾病面前很无力。不要试图和强迫症做抗争，甚至陷入到更可怕的循环中，必须寻求医疗的帮助。承认我们病了，是为了能更好地早日开始治疗。

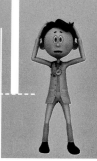

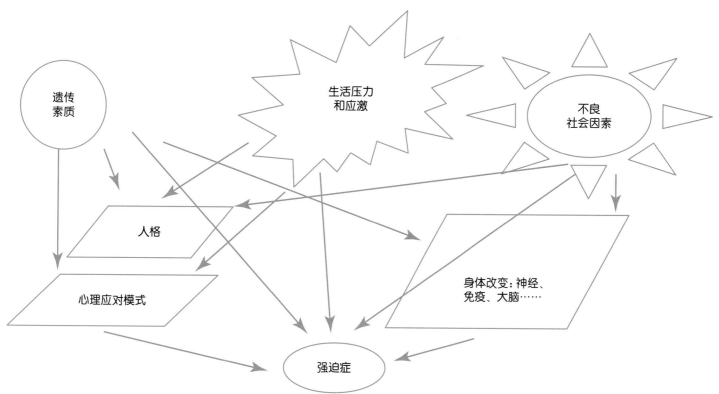

强迫症的病因目前还不是完全清楚。目前比较认可的说法是强迫症是综合多因素发病的疾病。通过上图，您可以看到很多强迫症的相关因素。

目前研究认为，强迫症发病可能与遗传、体内生化物质的改变、大脑解剖学的变化、免疫的变化、心理防御机制和行为学习等有关。尤其由于近年来遗传和生化研究的进展，特别是广泛采用药物治疗效果显著，提示本病的发生有其生物学基础。同时，本病与精神因素及人格特点的相关性也一直受到重视。因此药物治疗和心理治疗是目前强迫症治疗的基础。

具体到每位病友，每个因素所占比例也各不相同，需要具体评估、具体分析。因此，临床上也越来越强调个体化的治疗。

目前对强迫症遗传方面因素的研究很多，结果显示强迫症的发病是多基因的，但其发病基因尚不明确，目前还在研究中。对病友家族成员的调查研究表明，在病友的一级亲属（父母、子女）中，焦虑障碍的发病风险率显著高于正常对照组的一级亲属，也有研究表明强迫行为的某些素质是可以遗传的。但是目前还没有研究证明强迫症一定会遗传给后代，遗传的是遗传素质，也就是强迫症高危的因素而已。

而遗传中也有个性的遗传。强迫人格有如下的特点：自我要求高、完美主义、注重细节、求准确、办事井井有条、力求一丝不苟、谨小慎微、优柔寡断、严肃古板、过分疑虑等等。父母双方有这样的性格，也是疾病的发病因素之一。

强迫症的发病原因也与生活压力和应激有关。大部分患者能回忆起在症状出现和加重前的一些生活事件：如亲人亡故、父母离异、家庭矛盾、生活事业不顺利、压力的存在等等。但是目前大多数研究认为，生活事件是强迫症的诱发原因，而不是唯一致病因素。

不良社会因素也与强迫症相关。由于社会的高度发展，整体社会环境压力增加，社会负面因素增多，这些都会影响人们心理健康，进而可能成为强迫症致病因素之一。

心理应对模式是一个人应对应激和焦虑时采取的心理处理方式。按照精神分析的理论机制，由于防御机制不能处理好强迫性格形成的焦虑，于是产生强迫症状。行为主义学派则以两个阶段学习理论解释强迫症状发生和持续的机制：在第一个阶段，通过经典的条件反射，由某种特殊情境引起焦虑；在第二个阶段，通过操作性条件反射，使这类强迫行为得以重复出现，持续下去。

目前的研究提示 5– 羟色胺系统功能增高与强迫症发病有关；强迫症的发病可能与基底节功能失调有关，尤其是眶额 – 边缘 – 基底节环路的功能失调；也包括一些内分泌和生化的改变，目前正在研究中。

因此，强迫症的发病机制尚不十分明确。综合多因素发病是目前的观点，治疗强迫症也需要药物治疗和心理治疗等多维度治疗手段。多维度治疗包括：药物治疗，性格的调整，心理应对模式的改变，压力的应对，情绪和应激的调整，物理治疗等等。

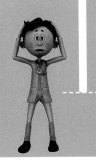

* **强迫思维**

1. 强迫表象
2. 强迫性穷思竭虑
3. 强迫怀疑
4. 强迫性思维反刍
5. 强迫联想
6. 强迫回忆
7. 强迫性犹豫不决
8. 强迫性赘述
9. 强迫性对立思维
10. 强迫意向
11. 强迫情绪
12. 难以归类的强迫思维

* **强迫行为**

1. 强迫检查
2. 强迫清洗
3. 强迫询问
4. 强迫性仪式
5. 强迫性迟缓
6. 强迫性计数
7. 强迫性整理
8. 强迫性回避
9. 强迫性注视
10. 强迫性收集行为
11. 强迫性抠皮

* **万变不离其宗**

重复
担心，恐惧
不得不做
……

强迫症的表现以强迫症状为主，这里就常见的强迫症状做简单介绍，供您参考。

强迫症状大致分为两类：强迫思维和强迫行为。90%以上病友既有强迫思维，也有强迫行为；而单纯表现为强迫行为者少见。

强迫思维

强迫思维是以刻板形式反复进入病友头脑中的反复出现且持久的观念、冲动和表象。临床上为了简便起见，除了强迫行为以外的症状都归于强迫思维。强迫思维的内容可以说是包罗万象，例如日常工作、学习、生活内容，躯体伤害，性，宗教，传染病，有的则无具体内容或是说不清内容的"念头"。内容可以是容易理解的，也可以是非常荒谬的，如某强迫症病友难以摆脱一种非常怪异的念头，担心他曾经咀嚼后吞到腹中的小纸条通过小便排出体外，若被人发现了，其隐私会被曝光；某强迫症病友只要自己的手接触其保险柜的钥匙，马上恐惧不安，因为她脑中冒出来一种"幻觉"，她的钥匙似《西游记》中孙悟空身上的毛可以变成无数把，若被人拣了后果不堪设想，虽然她知道不可能，但是难以摆脱恐惧。

常见的强迫思维类别如下：

1. 强迫表象：在头脑里反复出现过去感觉到的体验（例如视觉、听觉或复杂的感知觉情境）。这些体验常常具有令病友不愉快甚至厌恶的内容，例如前不久看到的恐怖场面，过去与别人发生口角的情景，讨厌的人的脸。有的内容本身不令人讨厌，但是由于病友感到其对工作、学习有影响而极力排斥，因而形成强迫症状。例如，一位过去很喜欢听歌曲的学生，当他开始努力学习时脑中浮现歌曲的声音，他感到影响其注意力并干扰学习而极力排斥，结果越排斥歌曲的声音，情况越严重。一位女性强迫症病友，脑中不断闪现她刚刚看过的广告字牌、路标、行人、小鸟等，像幻灯片一样播放，她极力控制不想，却越控制越频繁闪现，为此她非常苦恼。

2. 强迫性穷思竭虑：病友对日常生活中的一些事情或自然现象寻根究底、反复思索，明知缺乏现实意义、没有必要，但又不能自我控制。例如，病友反复思索：为什么1加1等于2，而不等于3？树叶为什么是绿色，而不是其他颜色？有时病友因此欲罢不能，以致食不甘味，卧不安眠，无法解脱。

3. 强迫怀疑：病友对自己言行的正确性反复产生怀疑，明知毫无必要，但又不能摆脱。例如，有的病友出门时怀疑门窗是否关好了，虽然检查了一遍、二遍、三遍……还是认为没有关好。有的病友寄信时怀疑信中是否签上了自己的名字，是否写错了信封地址，是否贴了邮票等。有的病友因怀疑刚刚说过的话有伤害同事的内容而焦虑不安，反复思考自己是否错了。有的病友明明刚刚洗过手，却感到好像没有洗；刚刚看过的句子，明明看得清清楚楚，但是总感觉没有看清，而反复阅读；感到自己的脑子变笨了，记忆迟钝，虽然实际上记忆如常，但是总难以摆脱这种想法。

4. 强迫性思维反刍：病友对同一问题或事件反复思索，尽管觉得没有必要，但是控制不住地一遍遍想。

5. 强迫联想：病友脑海里出现一个观念或看到的一句话，便不由自主地联想起另一个观念或语句，虽然知道没有必要这样想下去，但控制不住，并为此烦恼。

6. 强迫回忆：病友不由自主地在意识中反复呈现经历的事件，无法摆脱，感到苦恼。多数回忆为过去不愉快的事件，例如与同学、同事的矛盾，工作的不如意；有的内容虽不曾给病友造成烦恼，但因为干扰了目前的工作、学习，故病友无法控制不回忆。心胸狭窄的病友，如果并不想忘掉且寻求报复心理很强，则不属于强迫，只有想忘掉，或努力去控制不想，并为此焦虑不安才考虑为强迫。

7. 强迫性犹豫不决：病友总担心自己的想法或计划是否合适，考虑很久，仍难以决断，为此苦恼。如上述情况比较轻或本人认为这是一种习惯并对日常工作、学习影响很小，则达不到强迫症的程度，可考虑为性格方面的问题。

8. 强迫性赘述：不少强迫症病友，言语啰唆，沉溺于细节，他常常解释为"担心说不清楚"。对此虽然病友意识到过分了，但是仍似乎不由自主，想控制却做不到。

9. 强迫性对立思维：两种对立的思维同时出现，病友为此不安，难以摆脱。例如一位曾经刻苦学习、成绩优异的中学生在高考前出现一种症状，只要一学习马上产生了矛盾的想法，既想好好学习，又同时出现另外一种想法"不要学了"，而一旦出现"不要学了"的想法，马上想到"如果真的不学了，我就完了"，因而焦虑不安。病友因为这种对立思维，而难以集中精力学习。

10. 强迫意向：病友反复体验到想要做某种违背自己意愿的动作或行为的强烈内心冲动。病友明知这样做是荒谬的、不可能的，努力控制自己不去做，却无法摆脱这种内心冲动。例如，病友站在阳台时有一种想跳楼的冲动，但又怕真的跳下去，而非常恐惧，并极力回避；抱着自己心爱的孩子走在桥上，出现想把孩子往桥下扔的意向；看到刀子时，出现想捅人的冲动，并幻想鲜血淋漓的场面，担心会真的这样做了，为此恐惧不安。一般说来，病友不会付诸行动，但是可能做一些没有很大危险的动作，如有从高处跳下意向的强迫症病友反复地跳比较矮的台阶、矮墙，自称这是为了证明他有胆量。另外，伴有冲动人格的强迫症病友可能出现强迫意向略轻的伤害他人或自伤的行为，例如一位病友经常一看见刀就出现杀其父母的强迫意向，为此恐惧，患病期间经常情绪暴躁，打骂父母，有时自伤。一位被强迫性乱伦并伴有强迫表象而痛苦不堪的女病友，却经常放纵自己与多位男性发生不正当性行为，以此来满足其性欲望、获得利益等。

11. 强迫情绪：病友表现为对某些事物的过分担心或厌恶，明知不必要或不合理，却无法摆脱。如病友看到棺材、出丧或某个人，立即产生强烈的厌恶感或恐惧感，于是极力回避，明知不合理，却无法克制。这又称强迫性恐怖，与恐惧症的不同之处在于：病友在离开刺激物或场景时，这种恐惧的情绪或伴有恐怖的表象久久不能消除。

12. 难以归类的强迫思维：例如一位强迫症病友经常感到好像某种思绪或事情萦绕心头，似乎"有心事"，虽然说不出具体是什么，也许是一种说不清的忧虑或伤感，但是却挥之不去，使其注意力难以集中，为此非常苦恼。没有此"心事"出现时，病友情绪正常。当忙于工作或玩耍时，上述症状减轻或消失。

强迫行为

强迫行为是指强迫动作或仪式。这些动作或仪式的目的在于预防或减少苦恼，或预防出现某种可怕的事件或情境，但是这些动作或仪式与打算预防的事件或情境缺乏现实的联系或显然是过分了。从根本上讲，这些动作或仪式既不能给人以愉快，也无助于完成有意义的任务。病友常将其视为能防范某些客观上不大可能的事件，且他们认为这些事件对病友有害或者是病友造成的危害事件。这种行为通常（但并非总是如此）被病友认为是无意义的或无效的，且反复企图加以抵抗。

强迫行为有的为外显性的，是能看见的动作或仪式；有的为隐匿性的，例如默默记数或祷告；有的是为了消除一种强迫思维而用另一种抵抗或消除的思维，又称精神性强迫行为。常见的强迫行为类别如下：

1. 强迫检查：病友为减轻强迫怀疑引起的焦虑而采取的措施，如出门时反复检查门窗是否关好，寄信时反复检查信中的内容，看是否写错了字等等。

2. 强迫清洗：病友为了消除对受到脏物、毒物或细菌污染的担心，常反复洗手、洗澡或洗衣服。有的病友不仅自己反复清洗，还要求与他一起生活的人，如配偶、子女、父母等，也必须按照他的要求彻底清洗。有的病友的强迫清洗并非为了消除脏物或病菌，而是由于其他潜在的心理机制，例如某病友多年来反复洗手、洗澡，但否认是怕脏，仅仅因为其感到"不洗难受，洗后舒服"。心理分析发现此病友病前曾经被冤枉贪污，而不知不觉形成了反复清洗的毛病，其清洗的潜在意义是洗掉冤屈。而另一位病友认为清洗是为了消磨时间，但情况不断加重，直到其发现这种行为浪费了太多的时间和精力才想到求医。还有一位病友称清洗是为了消除自己乱七八糟的想法。

3. 强迫询问：病友常常不相信自己。为了消除疑虑或穷思竭虑给病友带来的焦虑，病友常反复要求他人不厌其烦地给予解释或保证。有的病友还可表现为在心里默默地自问自答，反复进行，以增强自信。

4. 强迫性仪式：这是一些重复出现的动作，在他人看来是不合理的或荒谬可笑的，但却可减轻或防止强迫思维引起的紧张不安。例如，病友出门时，必先向前走两步，再向后退一步，然后才走出门，否则病友便感到强烈的紧张不安。又如病友就座前，必先用手指触摸一下座位，才能坐下，这一动作对消除强迫思维或许具有象征意义。此类病友常常有超迷信或超自然观念，惧怕发生不幸而进行仪式化行为，但这种强迫性仪式反而会加重病友的恐惧。

5. 强迫性迟缓：因强迫性仪式而行动迟缓。例如，早晨起床后病友反复梳洗很长时间而迟迟不能出门，以至于上班经常迟到。但迟缓也可能是原发的，例如，每当病友看书时，目光常停顿在第一行字，不能顺利阅读后面的内容。这种现象可能源于病友不能肯定自己是否已看清楚或看懂了这一行字，因而停滞不前。这类病友往往并不感到焦虑。缓慢的原因：①重复所致：归强迫性核查；②仪式化行为所致：归强迫性仪式；③单纯缓慢，非重复和仪式化动作所致；④混合因素。

6. 强迫性计数：如计数台阶，计数窗格等，这本身并无现实意义。病友完成计数，只是为了解除某种担心或避免焦虑的出现。有的病友只在自己头脑里计数，或重复某些语句。病友往往存在对某些数字吉利或不吉利的信念，而强迫性计数加重了这种信念。这种症状并不少见，但往往被忽视。

7. 强迫性整理：病友反复整理其日常物品，不整理则心不安，每天浪费大量时间，但难以控制。例如一位女性病友，病前喜欢整洁。结婚后她与丈夫没有共同语言，闲时即整理床铺、衣服，打扫卫生等等，这种行为日益严重，近2年来，她常常不能按时上班，每天花去3~4个小时整理家务。如果不这么做，她就感到不舒服，曾经多次试图控制，但很快又整理起来。

8. 强迫性回避：病友因惧怕强迫思维、行为或情绪出现，而采取的回避行为，这种回避行为反过来加剧了其强迫。例如一位怕传染病的强迫症病友，看到大街上外观不整、身体不健康的人即担心他们有传染病，距离很远即躲避，严重时不敢出门。由于病友出现怕脏的念头，又洗刷半天，他感到太痛苦了。另一位病友怕自己的手接触物体被传染上疾病，竟然半年来不敢自己动手吃饭，需要家人喂饭，理由是这样可以避免自己染上传染病，虽然给家人带来麻烦，但同时也免去自己清洗的痛苦。

9. 强迫性注视：病友强迫性注视某种他认为不该看的物体，例如上课看黑板旁边的一个黑点，学习时注视眼镜框，与人交往时注视他人的某私处等等，越控制越想看，结果严重妨碍正常学习、工作和交往。

10. 强迫性收集行为：病友热衷于收集没有多大用处的物品，如报纸、杂志、烟盒、烟头、废弃的塑料桶等等，各种各样，堆积如山。病友知道这些物品没有实际用处，但常常觉得"万一用得着""可能有用""没有坏处"等等，虽然想控制，却控制不住这样收集下去。又如一位病友5年来坚持购买每一期《生活杂志》，自己净手后才可以接触，不准任何人碰，自己几乎不看，一旦错过，千方百计也要买到，否则寝食不安。这位病友也说不清为什么这样做，有时感到为此苦恼，无法控制不这样做。

11. 强迫性抠皮：病友对身体某处皮肤反复抠，虽不想这么做，但好像控制不住，不这么做就不自在。这常常导致被抠处皮肤反复出现破损，结痂。有的甚至因病友反复抠鼻孔而导致鼻部出血。

万变不离其宗

强迫症状种类多、表现繁杂，一般比较被认可的共同特征是：①强迫思维和行为反复、重复地出现多次；

②这些思维和行为一般没有什么现实意义，但是病友还是有恐惧和担心；③病友有想克制但又无力摆脱的感觉。

痛苦感和抵抗感以往被认为是强迫症状的核心，但是近年来有人认为这些并不是强迫症状的特征。比如强迫症状的痛苦程度因人、因症状内容而异，如乱伦、猥亵、暴力内容方面的强迫思维使病友常常非常痛苦，而习惯性的穷思竭虑带来的痛苦却不明显；病情持续很久或因为病友认为其内容毫无意义，也可以不表现于痛苦感。

病友往往试图抵制强迫思维，但往往并不成功。有些病友的抵制不明显，在漫长的病程中，抵制的效果可能十分微弱。

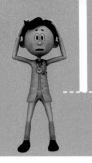

第五天

强迫症的诊断和鉴别诊断

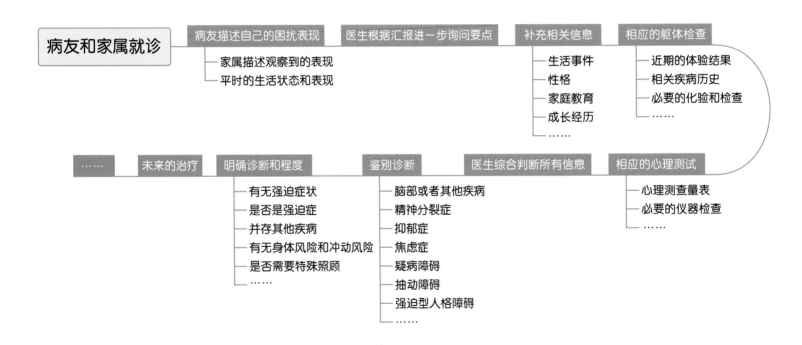

病友和家属就诊

病友描述自己的困扰表现
- 家属描述观察到的表现
- 平时的生活状态和表现

医生根据汇报进一步询问要点

补充相关信息
- 生活事件
- 性格
- 家庭教育
- 成长经历
- ……

相应的躯体检查
- 近期的体验结果
- 相关疾病历史
- 必要的化验和检查
- ……

……

未来的治疗

明确诊断和程度
- 有无强迫症状
- 是否是强迫症
- 并存其他疾病
- 有无身体风险和冲动风险
- 是否需要特殊照顾
- ……

鉴别诊断
- 脑部或者其他疾病
- 精神分裂症
- 抑郁症
- 焦虑症
- 疑病障碍
- 抽动障碍
- 强迫型人格障碍
- ……

医生综合判断所有信息

相应的心理测试
- 心理测查量表
- 必要的仪器检查
- ……

诊断

做出诊断不是一句话，而是一系列的信息收集和分析的过程，最终得出诊断结论。诊断强迫症一般是按照如下流程进行的。

病友（和家属）到精神心理专科就诊。一般是病友自己先行描述近期的困扰，比如一些现象、想法、感觉等等。

如果家属一起同行，可以之后提供一些侧面观察到的行为和状态，这些可能是病友自我感觉不到的（比如走路中无意识的躲闪的习惯）；或者自我感觉并不特别，但是家属观察到了（洗手的某些特定的规则等）；或者是家属可以比较客观地评价一些特殊行为的时间和程度等等，但是病友自己很难计算的（洗手的时间，某些行为的固定性）。

医生这时会和病友做一些沟通和确认。比如确定是内心的想法还是感觉，是听到的还是感觉到的，是自己想做还是别人要求的等等。医生还需要确认症状的发生和发展过程，心理的因素等信息。

同时医生也会问及一些个人的既往和生活史，比如：是否经历过一些重大的生活事件，尤其时间点是否和强迫症状的出现密切相关；既往个性是否有强迫性格的特点，比如完美主义、要求高、细致、固执等等；家庭的养育是否对其过于苛刻、严格，甚至是强迫式的管理等；在成长中有哪些心理特点等等。

医生还要看个人的病史，比如是否有重大躯体疾病，是否有过头部的外伤，是否用过特别的药物或者毒品等；必要时做相应的内科、外科、神经内科系统检查。

同时医生也为病友做相应的心理测查量表和精神心理科相关仪器的检查。强迫症对病友的社会生活、情绪心理状态都会产生非常大的影响。而这些症状和影响的评估很难在短时间的就诊内判定清楚，因此需要做各种量表评估帮助判定。除了常规强迫症量表外，还需要利用其他相关量表进行各个维度的评估，如情绪、社会功能、生活质量、家庭支持、心理基础、疾病信念等。心理测试是辅助了解病情、共病、性格特点、情绪障碍和心理基础的方式，因此医院都会给病友常规做心理测试，作为一个诊断参考以帮助医生进一步了解病友。真正的精神心理诊断务必要经过专业医生的面诊和评估，一般的测试题不能帮助诊断和治疗，但是可以帮助病友做自我筛查。

医生会综合以上所有的信息，进行分析和判断。

鉴别诊断

与脑部或者其他疾病鉴别：除了强迫症之外，还有很多躯体疾病和脑部器质性疾病导致强迫症状。比如一些颅内的器质性病变（如颞叶癫痫、颅内肿瘤等），可以使病友在临床上表现出强迫症状。此种情况下，须结合病史和在相关的内、外科室做相应的客观检查以及诊疗。

与精神分裂症鉴别：单从强迫症状本身的特点去鉴别两种疾病是非常有难度的。以往被公认的区别是精神分裂症的强迫症状特点是内容荒谬（指的是内容很难用常规的逻辑理解和接受），并且患者对"强迫症状"的自知力差（指的是不认为自己的强迫症状是有问题的思维和想法，不能够认识到这是病态，不能知道没有必要做这种动作或进行这种思考）。但是目前按照国际最新的强迫症诊断标准，内容荒谬和自知力差都不再是两种疾病的典型区别。因此鉴别诊断时不必执着于症状的鉴别，毕竟是两种疾病，而需要从病友整体的疾病发生和发展以及其他症状去区别。

精神分裂症和强迫症有一部分重叠现象，一部分精神分裂症病友以强迫症状为前驱症状；一部分病友的强迫症状与精神分裂症症状同时存在；一部分病友的强迫症状在精神分裂症缓解之后出现。因此病友需要在医院定期地评估和诊疗，以帮助鉴别症状和疾病。

与抑郁症鉴别：抑郁症主要以情绪低落为主，同时伴有兴趣缺乏、乐趣丧失等症状。而强迫症主要表现为强迫思维和（或）强迫行为，所以不难鉴别。但是临床上有强迫症伴抑郁症状的案例，并且抑郁症状的程度可以达到抑郁的诊断；同时也有抑郁症病友会出现强迫症状。这时候需要从整个疾病的发生和发展过程来分析，区别原发和继发的关系，以及主要和次要的关系。抑郁症的强迫症状可以随着抑郁情绪的缓解而消除；强迫症的抑郁情绪也会随着强迫症状的减轻而好转。如果抑郁症的临床症状在整个病程中占主导地位，应该诊断为抑郁症；如果抑郁症状和强迫症状均达到临床诊断标准，应该做出共病的两种诊断。

与焦虑症鉴别：焦虑症病友的焦虑内容大多数是不固定的，担心的程度是比较强烈的，但是缺乏强迫症病友的自我抵抗感、强烈摆脱体验等特点。另外焦虑症病友会有其他的焦虑特征，比如自主神经系统症状和运动行为方面的特征。再者焦虑症的焦虑来源更多是惧怕，害怕那些不固定的内容，为此而采取一些行动，比如回避，同时产生强烈的焦虑体验。而强迫症病友强迫思维的内容一般是虚构的，而且对这些想法病友认为是不合适的（自我不协调，他们认为不应该出现这些念头），是对某些固定的几个内容产生不确定感，这种不确定感的存在产生强烈的焦虑。为缓解这种不确定感，获得更多的确定性，就会出现一些强迫行为。可是，这样反而使自己的焦虑更重或仅是暂时稍微缓解，但是同时产生了抵抗感、欲摆脱感和强烈的痛苦感。

与疑病障碍鉴别：疑病障碍的特点是对自己的健康特别关注，也是一种担心、怀疑、不确定的表现，但是相对症状会比较固定于躯体的感觉和疾病。从发生机制上讲，是病友对自己躯体某个部位或器官的不适感做出了错误的判断和理解，之后认为自己患了某种严重疾病，并对此深信不疑，四处求医和做各项检查，目的就是寻找自己患病的依据。虽然证据均表明自己没有患病，但是病友却不相信，多处检查就医。一般疑病障碍缺乏强迫症病友的自我抵抗感和纠结感觉，对自己疾病的判定更固执一些。

与抽动障碍鉴别：抽动障碍是一种突发的、快速的、不可自控的、一般无目的性的肌肉运动，所以抽动障碍的行为是不可自控的、一般情况下无目的性和意义的动作。而强迫行为一般情况下是为了缓解强迫思维引起的焦虑，通常是可以自控的，但是控制这些行为会出现强烈的焦虑体验，所以就会有强烈的痛苦感。两种疾病在同一患者身上出现（共病）的概率很高。

与强迫型人格障碍鉴别：强迫型人格障碍常发生在人格特点突出的一类病友。他们的人格主要特征是过分要求和追求完美，容易把冲突理智化，具有强烈的自制心理和自控行为。因此这类病友平时常有不安全感，对自我过分克制，过分注意自己的行为是否正确、举止是否适当，因此表现得缺乏灵活性、责任感特别强、处事过于谨小慎微、遇事优柔寡断、难以做出决定。这些人格特点一般是从年龄很小时就可以出现，并且一直持续到成人之后，成为这类病友处事的主要特点。

明确诊断和程度

诊断和鉴别各类疾病之后，需要对强迫症有具体的评估：①有无强迫症状。②是否是强迫症。

与正常担心的鉴别：正常的担心大家都有，是不可能没有的。但是强迫的担心，一定带有强迫的特点，如反复、自我觉得没有必要、很冲突，导致生活和社会功能受损等等表现。并且强迫症状的担心在其他人看来肯定是毫无意义和没有必要的。

与正常人的强迫现象区别：日常生活中，大多数人都曾出现过强迫观念，例如不自主地反复思考某一问题或重复说某两句话，反复地检查门窗或者重要物品等等。所以二者从内容上的区别并不是很大，更多的是出现的频率和对正常生活的影响程度。比如当强迫症状出现的时间每天超过 1 个小时，或者对正常生活的影响大，就要考虑是强迫症了。

疾病的程度：发病时间的长短不是划分强迫症轻重的标准。严重度的区别主要是看强迫症状的持续时间、频率、对个人的干扰、对社会功能的影响、能否自控等方面来综合判定的。下文中的量表也常常用于评价强迫症状严重程度。

耶鲁－布朗强迫症状量表（Yale-Brown Obsessive-Compulsive Scale）简称 Y–BOCS 量表，是由美国 Goodman 教授编制，主要用于评估强迫症的症状表现、严重程度的量表。量表包括 10 个条目：强迫思维 5 项和强迫行为 5 项。严重度通过症状的痛苦感、频率、冲突、自我抵抗等方面来评估。每个条目都是 0 ~ 4 分，所有的条目合成总分，范围为 0 ~ 40 分。

轻度：6 ~ 15 分（单纯的强迫思维或强迫行为，需要 6 ~ 9 分）：其症状已经对患者的生活、学习或职业开始造成一定程度的影响。

中度：16 ~ 25 分（单纯的强迫思维或强迫行为，需要 10 ~ 14 分）：表示症状的频率或程度已经对生活、学习或工作造成显著影响，导致患者可能无法有效完成原本的角色功能。

重度：25 分以上（单纯的强迫思维或强迫行为，需要 15 分以上）：症状非常严重，完全无法完成原有的角色功能，甚至生活无法自理。

需要注意的是，不能只凭量表得分来诊断疾病。

有无身体风险和冲动风险：比如伴有严重的抑郁和有自杀行为的抑郁、精神分裂症、双相情感障碍、躁狂发作等疾病；强迫症状导致无法进行日常的生活，比如饮食和睡眠出现严重的问题；因为强迫症状，与家人发生激烈的冲突等等。

是否需要特殊照顾：因为强迫症状而回避外界，需要他人帮助清洁、关门和检查等等。

诊断和鉴别诊断的过程就是一个医患同盟建立的过程，营造一个舒适、轻松、开放地表达内心体验和思想的氛围，来帮助病友和家属克服恐惧。

诊断的全面评估要贯穿整个治疗过程，评估内容包括：定期的、全面的精神状况检查，强迫症状的特点及严重性，强迫症与共病的进展及严重度，患者安全性的风险度，疾病对患者功能和生活质量的影响，治疗的效果及不良反应，合并躯体病及其治疗，治疗环境是否符合目前病情的严重度，患者生存环境中的应激因素尤其是与强迫症状相关的应激因素，患者的应激应对方式，家庭成员对强迫症状的适应水平，家属或照料者对症状的卷入等。要根据评估检查的结果及时调整临床治疗方案。

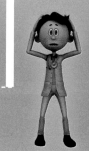

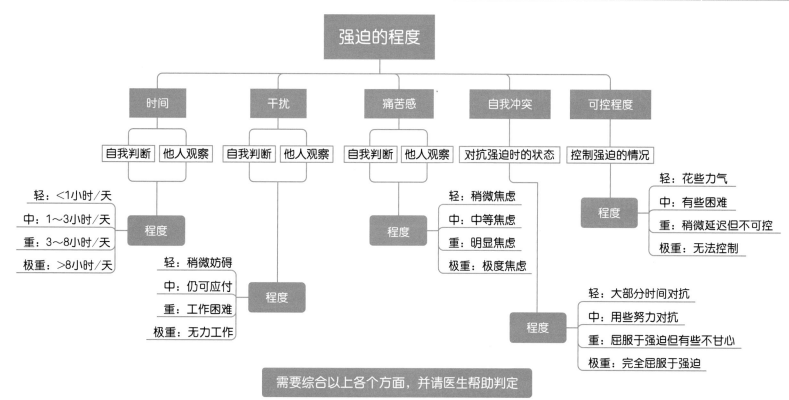

强迫的程度

时间　　干扰　　痛苦感　　自我冲突　　可控程度

时间
- 自我判断
- 他人观察

程度
- 轻：＜1小时／天
- 中：1～3小时／天
- 重：3～8小时／天
- 极重：＞8小时／天

程度
- 轻：稍微妨碍
- 中：仍可应付
- 重：工作困难
- 极重：无力工作

干扰
- 自我判断
- 他人观察

痛苦感
- 自我判断
- 他人观察

程度
- 轻：稍微焦虑
- 中：中等焦虑
- 重：明显焦虑
- 极重：极度焦虑

自我冲突
- 对抗强迫时的状态

程度
- 轻：大部分时间对抗
- 中：用些努力对抗
- 重：屈服于强迫但有些不甘心
- 极重：完全屈服于强迫

可控程度
- 控制强迫的情况

程度
- 轻：花些力气
- 中：有些困难
- 重：稍微延迟但不可控
- 极重：无法控制

需要综合以上各个方面，并请医生帮助判定

判定强迫的程度，一般需要精神心理专科医生根据病史、家属提供的相关信息、精神检查结果、各项心理测查结果和观察等综合判断，然后得出诊断和程度的结论。为了让大家有个大致的评判强迫程度的依据，做如下介绍。

花费在强迫上的时间

轻度：少于 1 小时 / 天，或偶尔会有。

中度：1 ~ 3 小时 / 天，或常常有。

重度：3 ~ 8 小时 / 天，或者非常频繁。

极重度：超过 8 小时 / 天，几乎每时每刻。

强迫造成的干扰

轻度：轻微，稍微妨碍社交或工作活动，但整体表现并无大碍。

中度：确实妨碍社交或工作活动，但仍可应付。

重度：导致社交或工作活动有困难。

极重度：无能力应付社交或工作活动。

强迫带来的痛苦感

轻度：如果阻止强迫，只是稍微焦虑。

中度：如果阻止强迫，会有中等程度的焦虑，但是仍可应付。

重度：如果阻止强迫，会明显感觉困扰且觉得焦虑。

极重度：如果阻止强迫，会导致极度的焦虑。

对抗强迫时的自我冲突

轻度：大部分时间都在试图与之对抗。

中度：做一些努力与之对抗。

重度：屈服于所有的强迫，未试图反抗，但仍有些不甘心。

极重度：完全屈服于强迫。

强迫可控制的程度

轻度：大多数能控制，只要花些力气和注意力，即能停止强迫。

中度：有些困难。

重度：只能忍耐一点时间，但最终还是必须完成强迫。

极重度：无法控制。

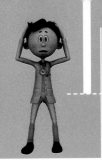

第七天

就诊前如何总结强迫相关资料

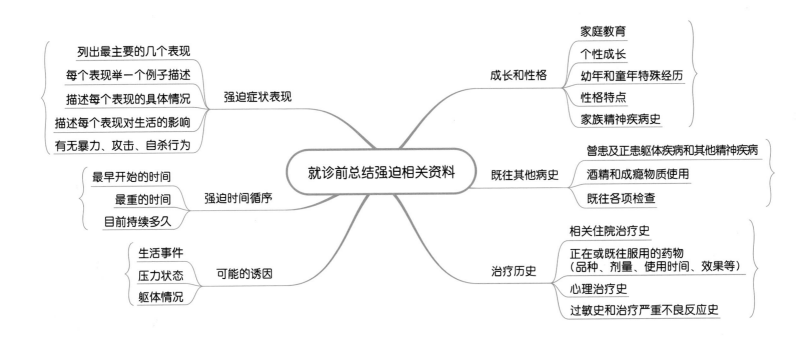

列出最主要的几个表现
每个表现举一个例子描述
描述每个表现的具体情况 —— 强迫症状表现
描述每个表现对生活的影响
有无暴力、攻击、自杀行为

最早开始的时间
最重的时间 —— 强迫时间循序
目前持续多久

生活事件
压力状态 —— 可能的诱因
躯体情况

就诊前总结强迫相关资料

成长和性格
家庭教育
个性成长
幼年和童年特殊经历
性格特点
家族精神疾病史

既往其他病史
曾患及正患躯体疾病和其他精神疾病
酒精和成瘾物质使用
既往各项检查

治疗历史
相关住院治疗史
正在或既往服用的药物
（品种、剂量、使用时间、效果等）
心理治疗史
过敏史和治疗严重不良反应史

强迫症状表现

列出最主要的几个表现，比如害怕脏，因害怕落下东西而反复检查等。

试着对每个表现举出具体的例子。为防止总结出现偏差，具体的例子很重要。

描述每个表现的具体情况，比如每次花费的时间，对自己的影响程度。

描述每个表现对生活的影响，比如能否继续工作和学习，饮食和睡眠是否受到影响等。

描述是否出现过极端情况，比如暴力、攻击他人、自杀和自伤行为等。

强迫时间循序

按照时间顺序，大概描述症状最早开始的时间，症状最严重的阶段是什么时候，目前的症状表现持续了多长时间。

可能的诱因

尝试自我分析可能的发病诱因，可以从发病前后生活的大大小小的事件、生活的压力状态、躯体是否生病等方面分析。

成长和性格

描述家庭教育的状态、个性成长、幼年和童年的特殊生活经历、性格特点、家族有血缘关系的人是否有精神疾病史等。

既往其他病史

描述目前躯体状况、头部创伤史、意识丧失、癫痫发作史等；是否饮酒或用过成瘾物质等；既往做过的躯体检查报告，最好带来最近一次的报告单和体检单。

治疗历史

描述相关住院治疗史；正在服用或既往服用的药物品种、剂量、使用时间、效果等；心理治疗史，包括治疗方法、次数、干预程度和效果；是否有过敏和治疗中出现的严重不良反应。

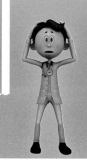

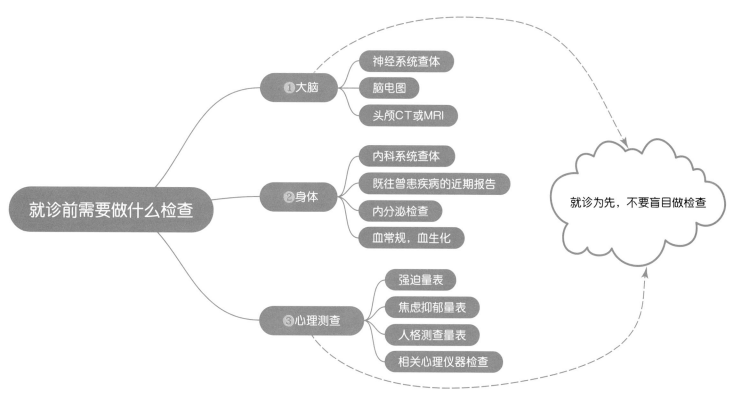

就诊前需要做什么检查

①大脑
- 神经系统查体
- 脑电图
- 头颅CT或MRI

②身体
- 内科系统查体
- 既往曾患疾病的近期报告
- 内分泌检查
- 血常规，血生化

③心理测查
- 强迫量表
- 焦虑抑郁量表
- 人格测查量表
- 相关心理仪器检查

就诊为先，不要盲目做检查

重点提醒病友们，一定以就诊为先。医生可以根据病情和状态决定您是否需要做相关的检查。这样既节约了您的时间，也防止医疗资源的浪费。

　　如病友已至医院就诊，计划转诊或至其他医院进一步咨询，需携带以上相关检查报告（如图所示）。

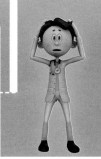

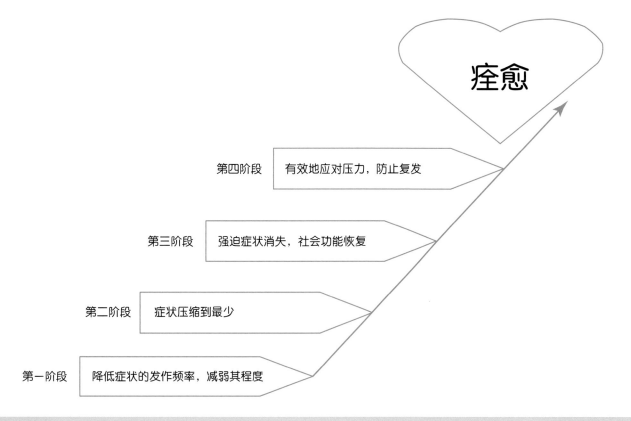

痊愈

第四阶段　有效地应对压力，防止复发

第三阶段　强迫症状消失，社会功能恢复

第二阶段　症状压缩到最少

第一阶段　降低症状的发作频率，减弱其程度强迫症的痊愈不是一蹴而就的，医生和病友大致需要一起走过如下 4 个阶段。愿医患同心，共同度过，走向痊愈。

第一阶段

尽力减少强迫症状出现的频率和程度，改善病友的生活质量，提高工作和学习的效率。

第二阶段

在系统和正规的药物和心理治疗下，将强迫症状压缩到最少，达到对生活和工作影响程度最低。

第三阶段

强迫症状基本消失，争取完全恢复到原来的社会功能。

第四阶段

强迫症状消失，但不是最后的成功。最后的成功是学习如何应对外界的压力，防止强迫的复发。

强迫症本身属于内科疾病，治疗需要一个过程，很难像外科那样"去根"。内科的"去根"是像治疗高血压、糖尿病那样可以控制血压、血糖的水平，做到疾病本身虽然还存在，但是并不影响生活的状态。当然也有一部分病友可以"去根"，但是要看疾病本身的状态，以及当时的治疗状态、个人性格和认识程度等等很多方面的情况，因此我们在医疗上也采用多维度的手段去治疗疾病，争取达到"去根"的效果。

第三和第四阶段是我们治疗的理想目标，但有一部分病友经过治疗后可能只停留在第一或第二阶段，这时不用气馁。通过正规的治疗，坚持服药和心理调整，争取做到不让疾病影响自己的生活质量，学习如何带着症状生活，学习像健康的人一样快乐、幸福地生活。具体目标是将症状减轻到对社会功能和生活质量影响较小：比如在强迫症状上尤其是强迫动作上每天花费的时间少于1小时；强迫症状伴随的焦虑在可以耐受的范围内或几乎没有焦虑；能够带着"不确定感"生活；强迫症状对日常生活的影响很小或几乎不造成痛苦；病友能够应对压力，防止症状有大的波动。

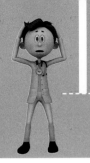
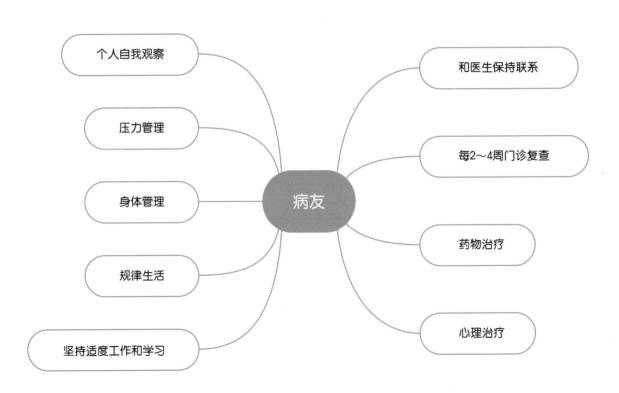

个人自我观察

压力管理

身体管理

规律生活

坚持适度工作和学习

病友

和医生保持联系

每2～4周门诊复查

药物治疗

心理治疗

和医生保持联系

强迫症的治疗是个漫长的过程，非一日之功。治疗过程中也涉及药物的增减以及心理的调整。建议病友和医生保持联系。医学上将这个过程称为"医患治疗同盟"。治疗过程中涉及很多细节的工作，这些都需要 1 或 2 名比较了解病友病情的医生辅助，并且病友进行自我审视和自我了解也需要他人辅助，这个过程中只有医患联手才能解决。医生可以辅助病友在有足够心理支持的时候增加治疗的依从性，达到足够的治疗疗程。另外病友本身有着自己的性格特点，例如犹豫不决、重复、刻板等，这都需要医生帮助病友把握心理和分析判断。医生帮助制订和实施有效的、最适合病友的治疗方案，保证治疗过程的顺利完成，还要了解病友的需求和影响诊断治疗的有关因素。病友可以在一个舒适、轻松、开放的可以表达内心体验和思想的氛围中，来讨论恐惧、关切的事物、对治疗计划的看法和偏好，以及治疗过程中出现的新问题。

每 2～4 周门诊复查

诊断、治疗的全面评估要贯穿整个治疗过程：包括定期的全面精神状况检查，强迫症状的特点及严重性，强迫症与共病的进展与严重度，病友安全性的风险度，疾病对社会功能和生活质量的影响，治疗的效果及不良反应，合并躯体病及其治疗，治疗环境是否符合目前病情的严重度，病友生存环境中的应激因素尤其是与强迫症状相关的应激因素，病友的应激应付方式，家属对强迫症状的适应水平，家属或照料者对症状的卷入等。所有的这些都不是一次诊疗可以完成的，因此病友应定期到门诊复查，医生就会不断地做相应的工作，根据评估检查的结果及时调整临床治疗方案，制订和改进个体化的治疗方案。评估的间期根据病友的情况而定，一般来说，急性期治疗期间应该保证至少 2 周一次；长期治疗最好保证每月一次；每次修改治疗方案前一定要进行评估，必需的随访频率取决于病友病情。

药物治疗和心理治疗

强迫症的治疗主要是三个方面：药物治疗、心理治疗，以及药物和心理联合治疗。这三者是强迫症治疗的三个支点，哪个治疗为主，哪个为辅，何时进行转换治疗，治疗的重点等需要病友和医生在治疗时进行更为详细的评估和商议。

一般来讲，建议把心理治疗和（或）5-羟色胺再摄取抑制剂（SSRIs）作为安全有效的一线治疗方法。是否使用认知等心理治疗，单独使用 SSRIs，或二者联合治疗，取决于病友症状的性质和严重度，共病的精神障碍和躯体疾病的性质及治疗史，心理治疗的可获得性，病友当前的药物治疗，承受能力和倾向等。①对于没有太多抑郁和焦虑情绪、对某种治疗方式没有表示出强烈厌恶或不愿意采用药物治疗而有意接受心理治疗的病友来说，建议把单独使用包含暴露和反应阻止法的认知行为治疗（CBT）作为初始治疗。②对于不能配合 CBT、先前对药物反应良好或愿意单独使用 SSRIs 的病友，建议单独使用一线的 SSRIs。③建议药物和心理联合治疗应用于以下情况：病友对单一疗法反应不满意，病友有共病或者有明显的应激因素等。

个人自我观察

在治疗期间，建议病友学习个人自我观察，具体涵盖如下的几个方面：用药后记录自己的不良反应、自我情绪和认知状态、自己面对强迫时的反应和常态表现、自己处理问题的模式、自己的个性等。这些都对治疗十分有用。

压力管理

病友学习管理各项生活压力，这些压力有可能本身就是强迫症发病的诱因，可能是影响病友康复的因素，也可能是后期预防复发的重点。

身体管理

身体永远是第一位的。身体健康是药物治疗的基础，也是疾病康复的首位因素。健康的心理也是从健康的身体开始的。强迫症病友的康复和身体的调整也有非常大的关系。

规律生活

强迫的发生、发展都有规律。如果我们能规律地生活，也可以因此而改善强迫。学习制订规律的生活计划，找到生活目标，也可以帮助治疗强迫症。

坚持适度工作和学习

我们建议强迫症病友尽可能接受门诊治疗，这样可以一边坚持工作和学习，一边治疗，节约时间。强迫症的治疗需要一段时间，大部分病友还要工作和学习，不太可能集中时间去住院治疗。

但必须提醒病友们，即使同时治疗和工作、学习，也要适度、量力而行，不要强求。要知道能做到有条不紊地、持续地工作和学习就已经是上上选了，不要过于追求工作和学习的效率和结果。

当出现以下情况时，务必考虑住院治疗：自杀风险；对他人构成危险；不能提供充分的自我照料；不能忍耐门诊药物治疗的不良反应；需要加强认知行为治疗；因共病严重的精神障碍而需要住院治疗（比如严重的和有自杀行为的抑郁、精神分裂症、双相情感障碍的躁狂发作）；对治疗有严重抵触的病友；在其他医院经长时间的药物／心理／联合治疗没有效果；病友昼夜节律颠倒，不可能参加任何白天的治疗；强迫行为和回避行为十分严重或已成为一种习惯，使得病友不能正常工作和生活。

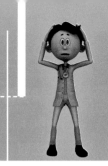

第十一天
强迫症的药物治疗

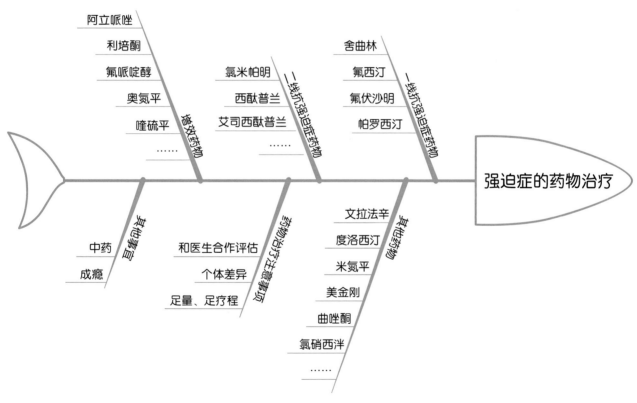

增效药物：阿立哌唑、利培酮、氟哌啶醇、奥氮平、喹硫平……

一线抗强迫症药物：氯米帕明、西酞普兰、艾司西酞普兰……

一线抗强迫症药物：舍曲林、氟西汀、氟伏沙明、帕罗西汀

其他药物：中药、成瘾

如何掌握药物治疗：和医生合作评估、个体差异、足量、足疗程

其他药物：文拉法辛、度洛西汀、米氮平、美金刚、曲唑酮、氯硝西泮……

强迫症的药物治疗

43

药物不是医生和病友的敌人。病友是因为生病才要去接受治疗，而治疗的目的就是为了让病友重获较高的生活质量、不要病痛，而不是为了不吃药。如果存在一点药物都不用吃的治疗方法，那么医生也就不会开药给病友了。只是可惜目前的医疗手段还不够先进。因此，不要把药物当成敌人，至少在没有新的不用药物的治疗方法时，你的选择要么是用药物积极地治疗以提高生活质量，要么是不用药物承受较低的生活质量。当然有些病友的强迫症状不重，可以不用药物协调，这需要通过医生判断这个尺度，而不是仅凭自己的一厢情愿。

　　药物治疗不是强迫症的唯一治疗手段。是否需要药物治疗需要看疾病的病情而定。病情轻、可以利用其他治疗手段，可争取不用药物治疗。但是病情严重时就需要药物辅助，并且该用药物的时候一定要用，也需要积极地面对和承担药物的风险。

　　治疗强迫症的药物有很多种，有被国家批准的，有经试验和经验认为增效的，也有联合使用的用药策略。病友千万不要自行盲目选择，一定要就诊，医生会根据临床诊疗标准及国家、国际推荐标准，结合我国国情，并权衡药物治疗的疗效和安全性，推荐病友适宜的治疗药物。因为医生必须要考虑到个人体质、疾病特点、是否在当地可以拿到相应药物、医生的了解程度等等因素，然后评价利弊，最终选择合适的药物。选择药物时不能人云亦云，更不是千人一面，并且服用药物是有风险的，医生和病友务必慎重再慎重。

一线抗强迫症药物

　　舍曲林、氟西汀、氟伏沙明和帕罗西汀（排序与疗效、个人推荐无关）属 SSRIs（5- 羟色胺再摄取抑制剂），是国家药品监督管理局（CFDA）批准治疗强迫症的药物。大量的循证证据表明它们在治疗急性期强迫症方面具有显著疗效，可以缓解强迫症患者的症状严重度和改善患者的病情并提高生活质量。经长期（最长 12 个月）治疗急性期强迫症有效的患者，有效率逐渐提高，并显著降低强迫症患者的复发风险。这些药物也因为其治疗强迫症的疗效和安全性优势，成为治疗强迫症的一线药物。这些药物会被优先选择，但是具体选择哪一个，需要医生对病友的具体评估。

二线抗强迫症药物

氯米帕明、西酞普兰和艾司西酞普兰是目前的二线抗强迫症药物。氯米帕明是 CFDA 批准的治疗强迫症的药物，但是因为药物不良反应（有可能出现惊厥、心脏毒性、认知损害、抗胆碱能不良反应、药物相互作用以及过量致死性的风险）不如一线抗强迫症药物安全，所以被推荐为二线抗强迫症药物。因此，病友使用此类药物时务必要平衡疗效和不良反应的利弊，要定期就诊以保证用药安全。

西酞普兰和艾司西酞普兰未获得 CFDA 批准治疗强迫症，权衡疗效和安全性风险，推荐作为治疗强迫症的二线药物。

增效药物

在强迫症患者治疗过程中，40% ~ 60% 的患者经一线抗强迫症药物治疗或心理治疗无效或部分有效。根据研究证据，结合临床实践并权衡疗效和安全性，非典型抗精神病药物是最常用且增效作用确切的药物。这些增效药物没有获得单独使用治疗强迫症的证据和批准，只能在一线或者二线抗强迫症药物治疗基础上联合使用，起增加疗效的作用。

SSRIs 联合抗精神病药物可以显著提高强迫症患者的治疗效果，有效率估计为 40% ~ 55%。增效药物如阿立哌唑每天 5 ~ 20 mg，利培酮每天 0.5 ~ 6 mg，氟哌啶醇每天 2 ~ 10 mg，奥氮平每天 2.5 ~ 10 mg，喹硫平每天 150 ~ 450 mg 等。

但是有研究和案例报告抗精神病药物可诱发强迫症，其中关于氯氮平的研究较多。氯氮平诱发强迫症状的风险与剂量相关。不推荐氯氮平增效治疗强迫症。此外，还有奥氮平、阿立哌唑、帕利哌酮、利培酮和喹硫平诱发强迫症状的案例报告。因此使用这类药物时应尤为慎重，过程中一定要就诊做相应评估。

其他药物

其他精神类药物也可治疗强迫症，或者有增效治疗强迫症的效果，但是目前研究证据还不充分。此类药物包括：文拉法辛、度洛西汀、米氮平、抗痴呆药物（美金刚）、曲唑酮、氯硝西泮等等。

药物治疗注意事项

切勿自行选择药物。这些药物都是处方药，只有在精神心理科才能开具。千万不可以只是自行按照说明书用药，一定要在医生指导下使用。因为说明书只是对药物基本情况的一个文字介绍，但是具体用药时，尤其是用处方药时，需要医生结合病友情况等因素综合考虑后指导用药。毕竟医学是个非常复杂的学科，药物使用不当更是有很多未知的风险，务必慎重对待。

药物的使用有个体差异，不要擅自模仿。医生一般会根据已经获得的医疗知识和经验来给病友看病，所以一些方案已经预先设计在医生的头脑中，如何用药、何时用药，同时结合患者的个人体质以及在问诊过程中想到的可能会出现的一些问题等。医生会根据很多信息对药物治疗方案做出调整，因此在治疗上有时候没有完全确定的方案，需要根据每次就诊看到的和了解到的情况综合考虑。病友也要学会了解由于医疗的复杂性和多因素性，通常治疗没有统一、最准确的答案。最好找一个自己信得过的医生，并且通过连续就诊和治疗以及医患双方商议来决定可调整的治疗方案。

病友开始使用药物后，一定要注意的是，即使使用足够的剂量、足够的疗程，但在几天内很可能是不会有效果的，此时一定要遵从医嘱。因为每个药物都有各自的特点，起效和作用的时间不太一致，而且每位病友的病情和体质不尽相同，所以个人对治疗的反应也不一样。被大家公认的是，药物开始时剂量宜小，逐渐加量，一般在达到治疗剂量 2~3 周后开始显现疗效，直到治疗开始后 8~12 周才达到最大效果。目前大多数文献的建议是强迫症急性期后药物治疗持续至少 6 个月，最好药物维持期为 1~2 年。很多患者可能需要更长期的药物治疗。

其他事宜

关于中药的使用：中药目前没有获得强迫症的治疗适应证，并且中西医的治疗理论不一样。目前的经验是中药可以作为抗焦虑和改善情绪的辅助用药。

关于成瘾：强迫症的药物治疗中，只有苯二氮䓬类（安定类）的药物属于有成瘾风险的药物，其他药物都不属于成瘾药物。所以病友不要恐惧。应用药物时间长与强迫症的治疗疗程有关，和药物成瘾无关。

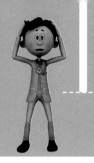

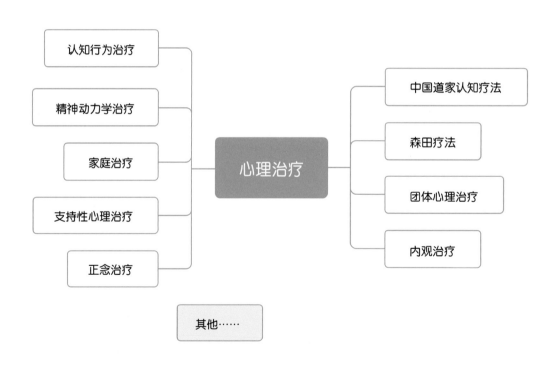

认知行为治疗

精神动力学治疗

家庭治疗

支持性心理治疗

正念治疗

心理治疗

中国道家认知疗法

森田疗法

团体心理治疗

内观治疗

其他……

说在心理治疗前面的话

心理治疗有很多种，每种都有各自的优势，在治疗中也都各有特色，所以很难简单地说哪种治疗是最佳的。如果要说哪种治疗优势明显，那就是一般对于强迫症，认知行为治疗和森田疗法是比较通俗易懂并且起效较快的治疗。还有一个影响治疗的因素是个人接受力，病友更接受哪位医生的方法和医生本人，治疗的成功率也就更大。

心理治疗是比较复杂的，所以一般需要专业的心理从业人员去指导病友，和病友一起治疗。但是作为接受治疗的患者更重要的是和医生合作，而不是自己去了解和掌握很多理论和知识以及原理。因此，治疗的复杂性其实不需要病友去考虑，而更多的是病友理解心理治疗的工作是在做什么，和医生一起工作就好。

心理治疗的方法很多，最适合的一定是病友靠自己的治疗经历、理解和可接受性去选择的。医生一般会对病友进行一些初步的介绍和前期的治疗，如果病友感觉在这个过程中与医生或治疗方法磨合得不好，就可以考虑换个医生或治疗方法。但是比较忌讳频繁地更换，因为这样会导致心理治疗可能总是停留在开始阶段。

认知行为治疗

（详见第十三天内容。）

精神动力学治疗

精神动力学理论认为人们思考、感受和行事方式受潜意识情感和冲动的影响和驱动。成人后的自我概念和价值观与压抑在潜意识中的婴幼儿期某些不成熟的需求、情感和冲动相冲突，心理防御失败，因而产生症状。精神动力学治疗通过诠释、澄清、面质、镜映、共情、自由联想、释梦等技术，分析移情、反移情和阻抗（心理防御机制），在治疗关系中再现并修复原来病理性的关系模式，帮助病友更好地理解自己和接受自己，认识自己的情感冲突并发展更完备的解决途径。

弗洛伊德早年著名的"鼠人"案例非常清晰地展示了强迫症状的发展、动力以及意义：矛盾性、从未解决的俄狄浦斯冲突退行到以控制为特征的肛欲－施虐阶段，以反向形成、理智化、隔离、抵消为代表的重要防御机制以及奇幻思维的重要性。

强迫症病友常见的心理防御机制

隔离：隔离是将情感与思维分开，通过将引发焦虑的情感或想法压入潜意识，不让自己意识到，以避免精神上的不愉快。对于强迫症病友而言，此种隔离的防御机制可使其免于意识到朝向所爱客体的强烈愤怒情感，避免冲突。他所感觉到的是缺乏相关情感体验的病态想法。

合理化：是指个体无意识地用似乎合理的解释来为难以接受的情感、行为、动机辩护，使其易被接受，即用一些"合理"的理由来降低事件造成的冲击。但强迫症病友往往过度使用此种机制来应对其内心的冲突，将情绪的影响拒之于意识之外。

抵消：即用象征性的事情或行动来抵消已经发生的不愉快事件，以减轻焦虑。抵消在强迫症病友中很常见，通过此种防御机制，可使其本我的冲动（如愤怒）免于上浮到意识层面。例如，当一位强迫症病友反复洗手时，他所想抵消的可能是与手有关的污秽、肮脏的感觉，不少情况下这种感觉与性有一定的关系。

反向形成：是指无意识的冲动在意识层面上向相反方向发展，人的外表行为或情感表现与其内心的动机、欲望完全相反。例如，具有高度竞争意识的强迫症病友，表面上可能很合作、谦卑，通过这种反向形成的方式，他可与其他人很好地共事；过度的清洁行为是与本能需求中肮脏的、不合常规的东西相对抗。

家庭治疗

家庭治疗认为症状性行为是人际的、多重因素决定的、从家庭背景中引发的行为。症状是家庭控制反馈系统的结果，是个体适应当前家庭情境的一种方式，也是个体用来获得对关系控制权的一种策略，症状形成了新的家庭稳定模式。

强迫症病友的家庭功能存在多个方面的障碍，包括：①某个家庭成员将固执而僵化的规则强加给别人，使其他家庭成员难以有自己的个人空间和界限，强迫症状的出现具有抗拒权威、寻求自我掌控感的意义；②父母对子女的过高而不切实际的期望，超过了子女的实际能力，剥夺了子女的个人自由和兴趣，强迫症状的出现是个人压抑情绪的宣泄、紧张感的释放；③家庭对某些成员的长期情感忽视，强迫症状出现的意义是寻求关注和获得归宿感；④具有焦虑特质的父母，总是对危险和失误表现出极其敏感和焦虑，并投射在子女身上，使子女不能自由表达自己的情绪，压抑内心的紧张和恐惧，以避免父母的责备；⑤亲密关系和情感交流的缺失使家庭成员之间缺乏充分的信息交流，在应激事件发生时，难以迅速建立起支持和联结，其压抑与释放的冲突长期积压，导致负性信息超载；⑥家庭成员对其他成员长期缺乏肯定和赞赏，总是充满责备和抱怨，使其他成员的家庭规则和期望混乱，失去了承担责任的信心和勇气。以上因素都使个体正常的防御方式难以维系家庭的平衡而出现症状。

近年来研究者提出了一个概念，叫家庭容纳，即很多家庭成员会卷入病友的强迫症状中，如75%会参与到病友的强迫性仪式中，或者回避或者调整他们自己的行为以适应和容纳病友的症状，这种容纳包括向病友再三保证、积极参与仪式、回避病友的需要、替病友承担责任、调整家庭的活动和生活规律以适应病友。这些努力通常会减少病友在仪式上的时间和不舒服，但也可能减少了病友的自我效能感。主治医生在家属教育时会提供一些家庭干预，包括要求家属减少参与仪式，让家属对强迫行为进行监控，并以一种非批判的态度鼓励病友进行暴露反应预防（ERP），这种方法基本是沿着认知行为治疗的思路开展的。

支持性心理治疗

采用支持、鼓励、启发、引导等方法帮助病友应对强迫症状，发挥个人能力，了解疾病的一种心理治疗。

正念治疗

不刻意压抑病友任何的思绪、念头或杂念，反而引导其刻意专注于观察当下的内心，带着好奇心的本质去迎接每一个动作或者每一刻的思考和感受。

中国道家认知疗法

以老子和庄子为代表的道家哲学思想倡导天人合一的思维方式、顺应自然的行为原则、返璞归真的价值取向、崇俭抑奢的生活信条、柔弱不争的处世之道，以及重生养生的人生追求。这些思想对于神经症及精神应激性障碍是一付对症良药。按照心理治疗的要求，遵照道家思想，形成了中国道家认知疗法。

森田疗法

（详见第十四天内容。）

团体心理治疗

团体心理治疗是将心理治疗原理同时应用于一组人群中，通过病友成员之间的相互影响而达到治疗目的的一种心理治疗方法。一般是由 1 或 2 名治疗师主持，治疗对象可由 8～15 名具有相同或不同问题的病友成员组成。治疗次数可视病友的具体问题和具体情况而定。在治疗期间，全体成员就大家共同关心的问题进行讨论，观察和分析有关自己和他人的心理与行为反应、情感体验和人际关系，从而使自己的行为得以改善。一般认为，团体心理治疗可以达到个体咨询相同的治疗效果。

内观治疗

日本的吉本伊信（1916—1988 年）于 1940 年创立了内观疗法。"内观"即"观内""了解自己""凝视内心中的自我"之意。借用佛学"观察自我内心"的方法，设置特定的程序进行"集中内省"，以达到自我精神修养或者治疗精神障碍的目的。常用的三个主题是别人为我做了些什么？我为别人回报了些什么？我给别人添了什么麻烦？通过这三个问题，引导病友观察自我内心、观察自己、凝视自己、自我观照、自我启发、自我洞察。通过内观过程，可以重新了解自己，减轻烦恼，提高自信，振作人生。

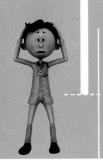

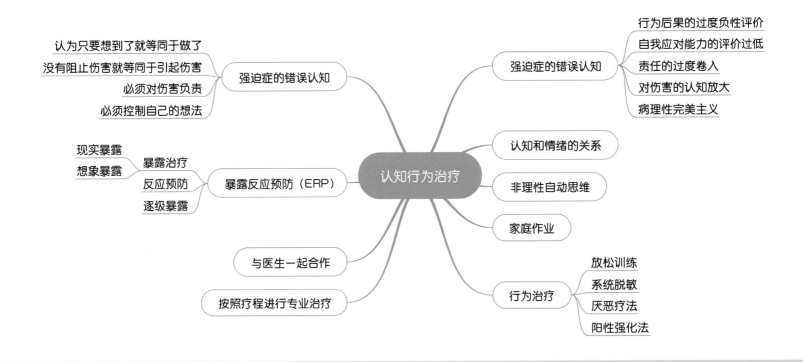

认为只要想到了就等同于做了
没有阻止伤害就等同于引起伤害
必须对伤害负责
必须控制自己的想法

强迫症的错误认知

现实暴露
想象暴露

暴露治疗
反应预防
逐级暴露

暴露反应预防（ERP）

认知行为治疗

与医生一起合作

按照疗程进行专业治疗

强迫症的错误认知

行为后果的过度负性评价
自我应对能力的评价过低
责任的过度卷入
对伤害的认知放大
病理性完美主义

认知和情绪的关系

非理性自动思维

家庭作业

行为治疗

放松训练
系统脱敏
厌恶疗法
阳性强化法

强迫症的错误认知

强迫症病友的症状源于其坚持的错误认知，主要有：

1. 认为只要想到了就等同于做了。

2. 没有阻止伤害就等同于引起伤害。

3. 必须对伤害负责。

4. 必须控制自己的想法。

其他错误的认知还包括：

1. **行为后果的过度负性评价**：强迫症病友对正常人无意中大脑出现的联想或词语出现负面的或灾害性的过度评价，并认为这会使他做出错误的行为，因而十分焦虑和恐惧。

2. **自我应对能力的评价过低**：强迫症病友对不可控事件的应对能力的自我评价异常低下，并担心自己会使事情更糟糕，异乎寻常地高估可能出现的负面后果。强迫症病友通常将正常人看来的低概率事件进行过度的危险评估，这必然导致焦虑和恐惧，并通过强迫性仪式来缓解，结果导致其对危险的过度认知评价过程被强化。

3. **责任的过度卷入**：对责任的歪曲信念、过度地承担责任、对每一个不好的后果过度负责是强迫症病友的基本认知特征。这种责任不是客观现实的责任，而是自己主观感知到的责任。对责任的过度卷入与强迫症状相关。过度地感知到严重后果导致出现强迫行为，以保证不会出现一点失误，如反复检查、核对。但这一认知图式不能解释所有强迫症状，只解释了这与反复检查、要求确定和控制的强迫行为有关。

4. **对伤害的认知放大**：强迫症病友对危险和伤害发生的概率过度放大，对自己的应对能力估计不足。病友对负性结果发生的概率过高评估，甚至泛化和衍生出很多的负性结果，从而引发严重的焦虑、恐惧，随之而来的是缓解焦虑的强迫性仪式。对威胁性事件的过度预测，不断体验自己构建出来的虚假的威胁报警，由此引发缓解焦虑和恐惧的强迫行为，并反复得到学习和强化。

5. 病理性完美主义：强迫症病友要求一切都必须在自己的控制之中，不允许有任何人批评和做出负性评价，自己必须什么都知道、什么都能做到最好、什么都能做得恰到好处。

这些错误的认知隐藏在症状背后，病友形成错误关联：强迫思维引起焦虑，强迫行为缓解焦虑。因此病友采用回避和仪式化行为缓解焦虑。

暴露反应预防（ERP）

该方法鼓励病友主动地、长时间地面对那些引起焦虑、痛苦并诱发强迫行为的物体、想法或情境，直至焦虑和痛苦情绪自发减少，这个过程也被称为习惯化。

暴露治疗

暴露包括现实暴露和想象暴露。现实暴露意味着个体直接面对引起焦虑恐惧的刺激，比如害怕细菌的病友用手摸公共场所的座椅、墙面、公共卫生间的坐便器等。但是我们也发现很多症状没有办法安排暴露，比如因没有检查开关导致电器杀死家人的念头、关于亵渎或乱伦的冲动等，这就需要采用想象暴露。在想象暴露中，病友把自己无法容忍的情境写下来，反复大声阅读；或者将内容录下来反复倾听，以此在脑海中想象身处令自己极度不适的焦虑恐惧之中，并经历足够长的时间。想象暴露的设计需要注重细节，可详细描述该情境发生的时间、地点，发生了什么事，你当时想法、感受，说话的语气，有什么声音、什么味道，周围的人在说什么、做什么等等。尽可能地生动、详细。

反应预防

反应预防是预防 / 阻止原来用来缓解焦虑、恐惧等情绪的反应，包括回避、仪式化行为和思维等。比如看到不明红色时，病友原有的反应包括：转身离开、反复思考自己是否触碰到、反复清洗可疑部位、换衣服等。这些反应也就是强迫行为，是病友牢牢抓住的另一个错误关联，即采用强迫行为可以缓解焦虑情绪。所以反应预防是让病友放开这些行为和反应。

逐级暴露

医生确认病友理解了主观不适单位（SUDs）评分规则后，开始制作暴露等级表，该表的制作过程体现了几个原则：

- 由病友主导制作，让病友对治疗过程拥有控制感，激发其主动性。
- 由低到高逐级暴露，采用小步子渐进的方式，控制好节奏。
- 包括全部症状的暴露项目，尤其是 SUDs 评分最高症状的暴露项目，而对于 SUDs 评分较低的项目，如果病友能承受，可以不列在内。
- 随着治疗进展和病友对自己症状的进一步了解，可进行调整。

ERP 治疗的目的是通过暴露治疗和反应预防治疗打破这两大关联，让病友体验到强迫思维引起的强烈感受在缺少现实威胁的情况下能自行缓解，并通过现实检验校正其认知错误，从而获得治疗效果。

ERP 的实施是当病友完成前期评估确定接受 ERP 治疗协议后，根据病友的症状严重程度及其个人特征进行治疗，疗程为 12 ~ 20 次不等，每次 90 ~ 120 分钟，每周 1 ~ 5 次。

ERP 治疗的关键之一是病友积极、主动地参与到治疗过程中，包括学习 SUDs、为自己制定逐级暴露清单，并积极投入到暴露和反应预防练习之中。ERP 的实施一定要在医生的指导下进行。

认知和情绪的关系

学习理解一个人的情绪可以影响到人的认知，比如积极时候的想法和不积极时候的想法会完全不一样。

非理性自动思维

一些思维会自动在大脑中播放，比如这个危险、那个不可以等等。这些并没有经过理性的判断和加工而出现，它们的出现是由病友小时候形成的认知模式而导致的。

家庭作业

认知行为治疗的家庭作业包括：自动思维的自我监测、这些自动思维的真实性检验、用理性思维替换那些病理性象征思维并坚持训练与自我观察。根据对自动思维的控制和情绪改变进行自我评定，发现积极改变带来的进步。

行为治疗

放松训练

一般要经过 6~8 次训练才能完成，每次 20~30 分钟。让病友坐靠在沙发或藤椅上，双臂放于扶手，呈随意舒适的姿势。室内环境优雅、光线柔和。首先让病友体会紧张和松弛的区别，例如握紧拳头，然后松开；咬紧牙关，然后松开。领会紧张与松弛的主观差别之后，开始练习放松前臂。前臂放松最容易掌握，故安排在最先练习，然后依次放松头面部、颈、肩、背、胸、腹及下肢。

系统脱敏

由最低层次开始脱敏。

请病友闭眼想象刺激因素的情景。当想象中的表象逐渐清晰并如身临其境后，以手势向治疗者示意已进入角色，假设示意不适程度为 1，即稍有紧张，治疗者指令其抹掉头脑中的想象，放松全身肌肉。于是病友停止想象，放慢呼吸，依次放松全身肌肉。几分钟后病友示意心情恢复平静，治疗者指令病友再次想象面对刺激情景……经过想象、放松、再想象、再放松……如此重复多次以后，病友在想象的刺激情景中的紧张感觉逐渐减轻。直到病友示意在想象中面对刺激情景已不再紧张时，方算一级脱敏。然后逐步升级，如法炮制。最后，在置身于最严重的刺激想象中仍无紧张的感觉时即算脱敏完毕。在脱敏期间或脱敏之后，将新建立的反应迁移到现实生活中，不断练习，巩固疗效。

脱敏过程需 8～10 次，每日或隔日实施一次，每次 30～40 分钟。

厌恶疗法

当某种强迫行为即将出现或正在出现时，当即给予一定的痛苦刺激，如给予轻微电击或针刺，使其产生厌恶的主观体验。经过反复实施，强迫行为和厌恶体验就建立了条件联系。以后当病友欲施这一行为时，便立刻产生了厌恶体验。为了避免这种厌恶体验，病友只有中止或放弃原有的强迫行为。

阳性强化法

　　阳性强化法分四个步骤：①确定将要改变的是什么行为，比如强迫洗手。②确定这一行为的直接后果是什么。③设计一个新的结果取代原来的结果。例如强迫洗手时旁人不予理睬，给予忽视，而在其强迫动作减少时给予关心、奖励，给予强化。④强化实施：治疗者应如实记录病友的不适行为和正常行为，并在其出现正常行为时立即给予强化物，而在其他的时候不给。强化物可以是病友喜爱的某种活动、某种享受，抑或仅仅是赞许的目光。

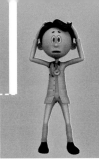

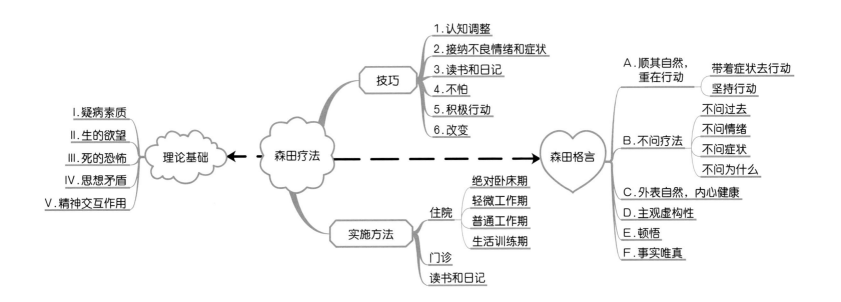

技巧
1.认知调整
2.接纳不良情绪和症状
3.读书和日记
4.不怕
5.积极行动
6.改变

森田格言

A.顺其自然,重在行动
带着症状去行动
坚持行动

B.不问疗法
不问过去
不问情绪
不问症状
不问为什么

C.外表自然,内心健康
D.主观虚构性
E.顿悟
F.事实唯真

理论基础
I.疑病素质
II.生的欲望
III.死的恐怖
IV.思想矛盾
V.精神交互作用

森田疗法

实施方法
住院
绝对卧床期
轻微工作期
普通工作期
生活训练期
门诊
读书和日记

森田疗法（Morita therapy）是日本精神科医生森田正马（1874—1938 年）创立的一种心理治疗方法，经森田的弟子和日本精神科医生几代传承，其基本理论和治疗方法不仅在日本医学心理学界独树一帜，且其影响所播远及欧美，成为世界上有影响力的一个治疗体系。森田疗法的一些基本理念，尤其是"顺其自然"的治疗原则，表现出浓厚的东方文化色彩。森田医生深谙汉学，对老庄孔孟、佛家禅学造诣不凡；而且他的理论是以自己对神经症的亲身体验（森田医生曾长期被神经症所困）以及对神经症病友的临床观察和治疗为基础，进行创造性概括和提炼而成。

理论基础

1. 疑病素质——神经质的素质基础

神经质是森田医生自己对一类心理障碍的命名，大致相当于当今精神疾病分类中的神经症，但包含的范围要小一些。森田医生把神经质分为普通神经质、发作性神经质和强迫观念症三种类型。森田医生关于神经质总的看法是：它是在一定素质倾向的基础上，通过一些特有的心理活动方式而发展出来的。森田医生认为，发生神经质的人都有素质基础，他称这种素质为疑病素质。有疑病素质者，精神活动趋于内向。他们习惯于内省，对自己躯体方面和精神方面的活动容易注意，常常留心是否正常，对身体和心理两方面的不适极为敏感，极为关注，形成疑病。此外，神经质病友大多数进取心强，认真细致，凡事务求完善，未达到心目中的理想状态，便难以安心。

Ⅱ. 生的欲望

生的欲望，即人总希望自己不断向上、不断发展的一种欲望，包括：①不想得病，不想死；②想活得更好，希望得到别人的肯定；③想多知道一些知识，想学习；④想变得幸福；⑤想得到提高和发展……这些欲望是一种积极的精神动力。强迫症病友随着生的欲望的发展，想过高于常人的生活，但是由于疑病素质使一直朝向外界的精神能量改变了方向，朝向自己的心身。

Ⅲ. 死的恐怖

死的恐怖是一种消极方面的精神动力。如果一个人表现出"生的欲望"，他就会具有健康人的生活态度；而当"死的恐怖"明显时，就会成为神经质。二者不是对立的概念，它们是相互协调的和彼此交替存在的。

人都有死的恐怖，包括：①怕得病、怕死、怕脏；②怕被人贬低、批评，怕被笑话、欺负、欺骗、玩弄，怕丢面子，怕丢人现眼、被说坏话；③怕被说成无知；④怕失败、挫折、困难；⑤怕退步，怕财产损失……死的恐怖是正常人和强迫症病友都会有的恐怖情绪，区别是强迫症病友死的恐怖情绪比正常人更加强烈，并围绕着死的恐怖在行动（如怕得病就整天关注身体不适，经常看病，查不到病就不甘心；怕丢面子就关注别人对自己的看法和一言一行等），这样死的恐怖就好像一根绳子把强迫症病友拴在一根恐惧的柱子上，使病友总是不由自主地围绕着这根柱子在做事、在行动，结果时间越长情况越糟。

Ⅳ. 思想矛盾

思想矛盾是"应该如此"的想法与"就是如此"的事实之间有矛盾。我们的主观与客观、情感与知识、理解与体验经常互相矛盾。强迫症病友总是错误地认为凭着合理的、合乎逻辑的理性就能够解决不合情理的情感方面的问题。这是理性认识上的方法错误。

Ⅴ. 精神交互作用

人偶尔会出现一些不适的感觉，例如睡眠过度时感到头昏脑胀，饱食之后胃部不舒服，初次在众人面前讲话时感到紧张局促，等等。此时，如果人把注意力指向和集中在这种感受上，就会使这种感受变得明显起来，越发清晰地感到头昏沉沉，胃胀得难受，紧张得脸热心跳、手足无措。过敏的感觉又会使其注意力进一步被吸引、被固定在体验这种感觉的活动上。这样一来，感觉和注意力就出现一种交互作用，一种彼此促进的局面，致使该感觉被越来越放大，人再也无心注意别的事情。森田医生称这一现象为"精神交互作用"。

精神交互作用是神经质产生的基本机制。在精神交互作用中，注意力起着关键作用。病友在经历了第一次症状发作以后，往往就会对这种"不正常"的"毛病"特别敏感，注意力便经常指向搜寻这种"毛病"的蛛丝马迹，极易把自己的感受或活动与此联系起来，时刻担心毛病再次出现。这样，病友实际上总是带着一种"预期恐惧"在生活，其整个精神活动越发局限在自己的"毛病"上，使症状固着下来。

技巧

认知调整

森田疗法运用的关键技巧是调整自我认知、接纳不良情绪和症状、积极地行动和改变。病友既要学习症状形成的原因，还要无条件接纳症状和痛苦，树立信心和勇气，树立生活目标，在有意义的行动中，使症状的表达失去意义，达到自我康复。认知调整也是森田疗法非常重要的部分。因此理论基础的学习，就是对认知改变的过程。

接纳不良情绪和症状

森田疗法强调症状只不过是情绪变化的一种表现，而神经症的症状只不过是由于情绪变化而把正常心身状态的变化视为病态而已。森田疗法认为人的情绪不可能由自己的力量左右，而行动可以由自己的意志所支配。因此森田疗法也强调通过行动来促使情绪恢复。接纳不良情绪和症状，那只是生活和自然的一部分而已。对待不安应既来之，则安之，对待情绪要顺其自然，要着眼于自己的目的去做应该做的事情；而不是如果出现了不安，就听凭这种不安去支配行动，随波逐流。

读书和日记

森田医生写了很多的书籍来阐述森田疗法的理论和实践。中国的学者也翻译了很多书籍。森田疗法提倡多读书，多修正自己，然后用积极的行动来改变自己。读书，不只是局限于森田疗法的书籍。有益于生活的书籍都推荐病友阅读。

日记格式：左侧三分之二记录自己一天的观察和生活行动，以及在观察和行动中产生的感受，如今天学到的新知识、结识的新朋友、做的一件好事、完成的一项工作等，通过这些活动取得的成果，以及这些成果带来的意义和快乐等；不记录症状和个人烦恼，不记录困惑。右侧三分之一留给医生做相关的森田日记批改。日记的目的是通过一个个有意义的行动来体现人生的意义。病友应重点体悟意义，而非每天困扰的情绪和症状。

不怕

强迫症的大部分症状都可以归结于"怕",各种害怕。如果能用一种不害怕的心理去生活,症状就迎刃而解了。通常人越想要摆脱害怕,害怕的心理就越严重。只要你勇敢去面对害怕,害怕的心理就会逐渐地消失。

森田疗法所要求的行动,是在这样一种态度指导下的行动:任其痛苦,忍受不安,为所当为。意思是,正视消极情感,接受各种症状的出现,感到恐惧便任其恐惧,感到强迫便任其强迫,感到不安便任其不安;不试图否认、回避、消除或反抗,踏踏实实、自然而然地用心去做应该做的事。

积极行动

唯有行动和这种行动的成果才能体现一个人的价值。一个人,即使想法有多么高尚,若是偷了他人的东西,那就是盗贼;反之,即使他想过坏事,但没去做,而且还帮助别人,他就会被看成是好人。重视情绪不如重视行动和结果。从这个意义上,森田疗法主张对情绪要既来之则安之,要有为实现既定目标去行动的生活态度。事是人干出来的,干出好事来,才会有成就感,才会有内心喜悦。

改变

强迫症背离"道"的规律,破坏了人与自然、思维与情感、控制与放弃、完美与局限、偶然与必然的和谐关系,也破坏了大脑兴奋与抑制、理性与非理性、工作与娱乐的自然法则。强迫症病友太相信自己能主宰自己的一切,凡事都能控制,凡事都能做到最好,每一件事情应该在自己的控制之下。他们相信自己的智慧高于一般人,做事会比别人做得更好,更擅长计划、设定、分析、总结和优化,以获得最佳的行为效率。强迫症病友因此而比一般人做得更出色、更完美。但是他们从此学会了这套严格的计划，控制、操纵以及凡事都要求符合自己的认知行为方式，其结果是为完美质量付出了效率的代价。随着这套行为规则发展，大脑认知负荷和强度不断增加，在面对很多不确定因素时，原本很有效的工作方法失去了解决问题的效能，于是他们又试图将原有的思维习惯更加精确和复杂化，最后陷入一套自己构建的思维套路。他们认为一旦离开了这套思维程序，一切就变得很糟糕，这恰好破坏了大脑自身的精密工作机制，扰乱了大脑正常的自主活动和适应调节能力。他们越来越不能达到最初的目标，而固执于习惯性的认知行为套路并为此所困扰，当达不到自己的目标时，就十分恐惧和焦虑。为了缓解这些恐惧和焦虑，强迫症又发展出带有魔力的仪式化行为和思维，以超自然的、非理性的仪式化行为和思维缓解焦虑，例如特定的数字、符号、语词、动作，并逐渐依赖这些仪式化行为和思维，之后不知道该如何决策和行动，最后挫败了自己的所有信心，其生活和社会功能也受到了影响。

因此，强迫症病友必须学习改变，改变看问题的方式，改变对世界的态度，改变控制问题的模式，改变性格。只有改变这些，才能真正地痊愈。

实施方法

住院

对症状较重的病友，则要求住院治疗。

住院森田疗法分为四期：

第一期：绝对卧床期。该期一般为时 4 天到 1 周。在此期间，禁止病友会客、读书、谈话、抽烟等活动，什么安排也不做，除吃饭和大小便外，保持绝对卧床。一般情况是，当事人刚入院后，情绪上可出现暂时的安定，但随着终日卧床，各种想法会如潮而至，有时极端苦恼，难以忍受。而后，病友会出现一种无聊的感觉，总想立刻起床去做点什么，出现这种无聊感之后，可以进入第二期。

第二期：**轻微工作期**。该期一般为时 3 天到 1 周。此期间仍不允许当事人过多地与别人交谈，禁止外出、看书等，夜里卧床规定为 7~8 小时，白天可到室外做些轻微的劳动。当事人开始在晚上记日记。从第 3 天开始，逐渐放宽工作量的限制，让当事人做各种体力活。在第二期的开头，当事人会体验到一种从无聊中解脱的愉快感，但几天后，情况会有变化，甚至想停止治疗。

第三期：**普通工作期**。该期一般为时 3 天到 1 周。此期间让病友努力去工作，以体验全心投入工作以及完成工作后的喜悦，培养忍耐力、信心和勇气。此期的工作可稍重一些，可做农活、炊事、木工活等，也可做运动、集体游戏、绘画、欣赏音乐等活动。读书以历史、传记和科普类读物为限，不读哲学、文学等思想类书籍。

第四期：**生活训练期**。该期一般为时 1~2 周，为出院的准备期。这期间可做更重的工作，读书量亦可加大，必要时可允许病友外出，进行复杂的实际生活。

门诊

对症状较轻的病友，可以让当事人设立自我行动的计划（一般参考住院森田疗法第二~四期），阅读森田疗法的自助读物，在家坚持记日记，同时定期通过门诊按照医生指导的方式进行。

读书和日记

同本章"技巧"部分。

森田格言

A. 顺其自然，重在行动

"顺其自然"地接受症状但并不只是接受症状。如果只是接受症状会很痛苦，那只是单纯的忍受而已。"顺其自然"是接受症状、带着症状、伴随症状，更重要的是做好自己应该做的事情，行动起来。强迫症状是说不完的和想不完的。当你落实到行动上以后，你就会渐渐地发现你的关注点变了，你的症状也不知不觉地减轻了。当然这个治疗是长期的过程，也是一个艰苦的过程。

"重在行动"是森田疗法最核心的理论。森田疗法认为病友有很多痛苦的思维和行为，只是去认识、去想不会有任何的改变，并且随着时间的流逝这些思维和行为会形成一种固定下来的解决问题的病态模式。只有通过行动，带着症状继续做你应该做的事情，转移注意力，重新建立关注点，才会真正康复。

唯有行动和行动的成果才能体现一个人的价值。与其想，不如做，要按照既定目标去行动和去生活。

行动规律：①行动可以自由支配。②好的行动常伴随愉快的感情，不好的行动常伴随不愉快的感情。③重复好的行动可以形成愉快的感情习性，不好的行动形成不好的感情习性。所以要行动，坚持行动，带着症状，永远地行动下去。

B. 不问疗法

不问过去：过去的事情已经发生，再思考已无意义。不要过于思虑和责备过去如何，要积极地重视和面对目前的现实生活。通过现实生活获得体验性认识，重新修炼自己。

不问情绪：森田疗法强调症状只不过是情绪变化的一种表现，而神经症的症状只不过是因情绪变化而把正常心身状态的变化视为病态而已。所以森田疗法认为人的情绪不可能由自己的力量左右，而行动可以由自己的意志所支配。因此森田疗法强调通过行动来促使情绪的恢复。

不问症状：不关注症状，只关注行动和行动的结果。

不问为什么："为什么"只是在反映自己的疑虑。建议关注行动和该做什么。

C. 外表自然，内心健康

像健康人一样地生活就能健康起来。要像健康人一样去行动，对情绪不予理会，这样情绪自然而然就变成健康的情绪。

D. 主观虚构性

神经质者很难冷静、如实地对事物或问题做出客观判断。在对待自己的病情方面，由于病友受到疑病情绪的影响，其判断往往被情感色彩所歪曲。因此，病友在反映自己的症状时，往往内容与事实明显不一致，带有夸大和虚构成分，这叫做主观虚构性。

例如，病友最爱说"如果"：如果我没有洗干净手，就会有细菌存在；如果有细菌存在，我就会生病；如果我生病，就会很难受……这样的推理方式只是想有这种可能性，或者是在推理这种可能性的大小，但是如果一个一个这样推理下去就会觉得这和真的一样，就会成为困扰自己的问题。病友也会发现这些困扰是自己由一个问题再叠加一个问题再叠加一个问题以此类推而形成的。事实上，这样的推理最开始听起来是有道理的，但是之后的推理就会越来越夸张。我们把这样的推理叫做虚构的推理。但是，你会发现每一层推理的目的都不是那么直接，只是一个"可能"踩着另一个"可能"，这一串都是一些"可能"的叠加而已，是病友自己主观虚构出来的。

E. 顿悟

顿悟即恍然大悟。在森田疗法的治疗过程中，病友的某些症状有时会因病友突然理解了发病原因而恍然大悟，一下子从困扰中解脱出来。

顿悟是一个治疗的节点，那一刻病友好像知道了疾病治疗的真谛和如何应对，相信这是所有病友都希望马上获得，或者希望医生能够直接给予的。但是顿悟并不是能够即刻给予病友的，而是需要病友在治疗过程中不断地积累治疗的经验和知识，最终达到一定的程度后才能得到顿悟。所以不要着急，坚持治疗才是顿悟的基础，盲目地追求顿悟的方法是不切合实际的。应该不断地行动和领悟着最后拥有顿悟那一刻的真谛。

F. 事实唯真

事实唯真与顺其自然是同义语。对无能为力的客观事实，要承认自己无能为力。不要总认为"理应如此""应该如何"。

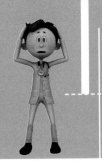

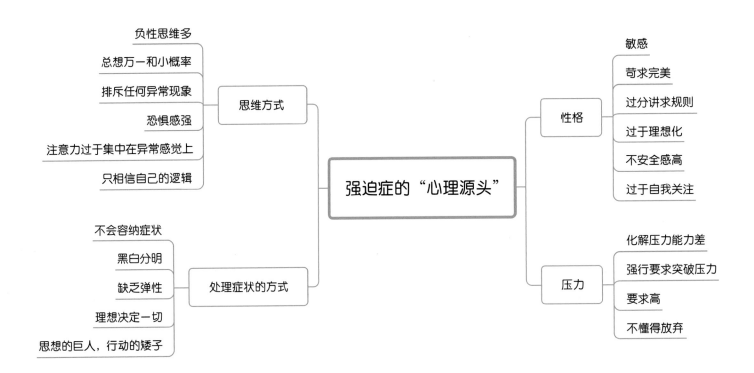

负性思维多
总想万一和小概率
排斥任何异常现象
恐惧感强
注意力过于集中在异常感觉上
只相信自己的逻辑

思维方式

不会容纳症状
黑白分明
缺乏弹性
理想决定一切
思想的巨人，行动的矮子

处理症状的方式

强迫症的"心理源头"

敏感
苛求完美
过分讲求规则
过于理想化
不安全感高
过于自我关注

性格

化解压力能力差
强行要求突破压力
要求高
不懂得放弃

压力

思维方式

负性思维多

强迫症病友遇事总往负面或最坏的结局去想，例如：万一煤气没有关好就麻烦了，万一手没有洗干净而得病就晚了，心一慌就觉得是患了心脏病等等；而从来不想好的和积极的一面。

总想万一和小概率

有好多病友说他们知道自己的担心发生的可能性很小，但是万一发生了就会如何如何。例如，有一位病友说："我也知道洗不干净手会因为手上带的病菌而生病的可能性很小，可是万一要是洗不干净的话，传给孩子怎么办，或者会……"我们会发现病友说了这么多，关注的都是"万一"，那么这个"万一"的可能性有多大呢？如果这个"万一"的可能性很小的话，我们在日常生活中就可以忽略不计了，如果我们过于关注"万一"，就会制约我们的行为。

排斥任何异常现象

强迫症病友把正常的现象也当作异常来看待，有点草木皆兵的感觉，例如：把生活中的紧张、不安当异常，把紧张、生气、生病等暂时引起的短暂失眠当失眠症，把偶尔的心慌当心脏病等。由于这些认知上的偏差，病友竭力想排斥这种"异常"，当然会是徒劳的，结果越是排斥，则越是排斥不了，反而使这些症状越来越重。

恐惧感强

强迫症的心理基础就是有很多的担心和焦虑。病友总是担心和恐惧生活中的各种事情，比如①怕得病、怕死、怕脏；②怕被人瞧不起，怕被人贬低、批评，怕被笑话、欺负、欺骗、玩弄，怕丢面子，怕丢人现眼、被人说坏话；③怕被说成是无知；④怕失败、挫折、困难；⑤怕退步，怕财产损失。病友不想如何面对和接受，反而是不断地加强恐惧和不安。屈服于这些焦虑和不安就会出现反复的强迫行为和强迫思维。

注意力过于集中在异常感觉上

注意力是精神活动的窗口，人注意力到哪，精神活动就会在哪个范畴内展开。往往人的注意力与感觉是成正比的，注意力越集中在某种感觉上，这种感觉就会越强烈，反之这种感觉就会越弱。注意力和感觉就像有相乘的关系，一种感觉乘以一分注意力，你不注意的地方感觉就会消失，即感觉变成了零，比如一不注意钱包丢了都不知道。而高度注意某事时，会感觉到平时感觉不到的特别感觉，即感觉被特别地加强了，如注意力集中到呼吸时可以听到自己的呼吸声，注意力集中到心脏时会感到心脏的跳动。过分注意躯体不适的感觉时就会使躯体不适成倍增长，这些强烈的躯体不适又会影响患者的情绪、饮食和睡眠。注意力过于集中在异常感觉上是强迫症发病的因素之一。越是注意这些，越是使自己的某种感觉过分敏感或某种观念被确定，更加使注意力被强烈地吸引到某种感觉或观念上，并使注意力不由自主地固着于此。

只相信自己的逻辑

仔细听强迫症病友的描述，会发现很多病友的开头语都是"我想，我担心，我认为……"多数病友最后会认为这个问题是他想出来的，所以他必须想明白了才行，或者必须想出办法来才行。其实有些问题是想不明白的，病友常常会想完一个，接着再想另一个，无穷尽地想下去。例如，有一位病友说："如果我把病菌传给孩子，孩子上幼儿园再传给别的孩子……那怎么得了呀！"这些都是病友自己的推论和想法。病友自己认为这个想法是有意义的，但是周围人并不这样判断和思考问题。病友只是在自己的逻辑中推理和打算而已。

处理症状的方式

不会容纳症状

当一些想法或想象出现时，病友会感觉到这些想法或想象的威胁性，于是觉得必须采取具体的或象征性的行为来中和这些想法或想象，以便预防和排除这种威胁。由此产生的一系列仪式化行为和回避都有类似的意义，并且这类行为被不断强化，最后形成持久的强迫症状，引起焦虑的强迫思维和减轻焦虑的强迫行为（仪式化行为）之间的恶性循环，形成了强迫症患者的自我冲突症状。

病友需要不断地修改直至认知到"我的强迫思维夸张而不现实"。比如从"强迫行为是我缓解不安的唯一办法，不做不行"认知到"我还有其他办法减轻我的不安"；从"我必须消除强迫思维"认知到"我可以和强迫思维共存"。要学习了解症状形成的原因，并无条件地接纳症状和痛苦，因为这些症状起初不一定都是异常的，正常人在某种情况下也会出现上述症状。若企图用个人的努力把正常情况下也可以出现的现象全当作异常来排斥、消除，这本身就是思想矛盾，很容易发动精神交互作用，结果反而使这些症状更加严重。因此症状受容性低下本身就会加重"被束缚"的状态，使上述症状更加严重。

黑白分明

病友看待问题非黑即白，除了好、完美，就是不好、不完美；除了干净，就是污染；除了对，就是错；除了病，就是健康等等。看问题缺乏多维度和多角度，以及凡事看条件决定的特点，过于刻板和单一，导致认知容易出现偏差。

缺乏弹性

病友看问题只有好和坏，解决问题只有对和错，没有弹性地应对压力的能力。

理想决定一切

病友觉得自己的理想就应该决定一切，比如希望一切都按照自己的理想发展，一旦不如意，就会陷入不断的担心中，承担不了失败。比如强迫洗手的病友会认为只要自己洗了，按照自己的规则洗了，这样手就干净了，一旦发现没洗干净，就恐慌和不安。

思想的巨人，行动的矮子

病友在说话时常常一开始说"我认为、我估计、我想、我推测、我心思、没想到、不可能、不一定、肯定、一定"等等。病友从不说自己是最正确的，但从不愿接受别人的劝说、建议，内心认为只有自己才是最正确的。他们对医生的检查结果不轻易相信，对医生的治疗意见不轻易接受，或不能维持长期信任关系，此外对生活中各种事实也不能接受，基本只相信自己的感觉和想法。

性格

敏感

病友过于在意身体、疾病、灾难等恐惧事件。常人可以接受的风险，病友都不愿意接受。

苛求完美

性格本身并无好坏、对错之分，每一种性格都有自己的优点和缺点，关键在于我们每个人是否能够接纳自己的性格，接纳自己。能够接纳就是正常的表现。"追求完美"没有错，千万不要"苛求完美"。尤其当完美成为阻碍的时候，就更不可以去追求了。苛求也代表事件的发展超过了自己的能力，根本无法实现和完成。

过分讲求规则

在一般情况下按规矩办事是对的，但事事都过分循规蹈矩，过分拘泥于形式、章程和次序，对一些生活细节也要求程序化、仪式化，这样病友就会常常有一种强烈的不安全感，害怕被批评，害怕出错，过分自我关注、自我克制，在行动上会表现得犹豫不决、踌躇、纠结，以至于遇到不符合规则的事情时就会受到挫折和打击，甚至发病。

过于理想化

病友做什么事都想当然、理想化，"这件事应该这样，不应该那样"，或者"这件事不应该这样，应该那样"等，否则就无法接受，无法安心。一件事做得不完美就不能安心，对缺点、错误、失败、挫折十分在意，总是容易过高地要求自己，过于理想化地看待事情。过高的要求和过于理想化会让自己和社会有很多碰撞，甚至格格不入，导致病友情绪和行为受挫。

不安全感高

病友总是有各种担心和不安，哪怕很普通的事情，也会这样。

过于自我关注

病友偏重于自我内省，特别关注自己躯体和精神方面的不快、异常、疾病等感觉，并为此忧虑和担心，以自我为中心，被自我内省所束缚。病友具有一种容易担心患病的倾向，对自己心身的状态十分敏感，总过分担心自己的心身健康出问题而产生消极心理。例如某人害怕自己患了什么严重疾病，时时刻刻关注着身体的每一点不适，稍有不适便迫不及待地查找原因、向别人述说、想办法排除。若不能如愿，则会导致更加高度地关注身体的每一个微细变化。病友对身体的一点点不舒服都极其敏感，都记得十分清楚，而对其他事物不感兴趣、做不下去，注意力难以从关注身体上主动或被动地转向其他方面，对其他事情记忆力明显减退。病友对关注的事物极其细致，而忽略对其他事物细节的关注，因此学习、生活、工作很容易出现问题和错误。

压力

化解压力能力差

生活、工作、学习中的失败、挫折、痛苦、困难等随时发生，这些都可以对当事者造成一定的心理打击，构成精神刺激和压力。精神因素作用在不同的人身上会出现不同反应，容易起到发病的扳机或引火作用，从而诱发强迫症。不善于运用建设性行动来解决压力则会导致强迫症的出现和复发。

强行要求突破压力

病友遇到压力和困难，不会放弃和"曲线救国"，只是要求继续按照自己的要求和想法接着进行，导致压力更大，恶性循环。

要求高

病友上进心强，办事认真、细致、遵守规矩等，但常常对日常生活中正确的、好的、优秀的方面不以为然，认为这是努力后应该的结果，只要把错误、失败、问题消灭掉就行了，因此病友对错误的、不好的、低劣的事情和失败、挫折极其敏感，从而极力排除。要求过高导致病友时时刻刻面临焦虑、恐惧而引发强迫症。

不懂得放弃

病友不懂得放弃这点有时也会引发强迫症。不放弃，执着于一个点，导致问题复杂化或固着。

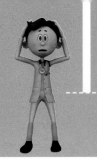

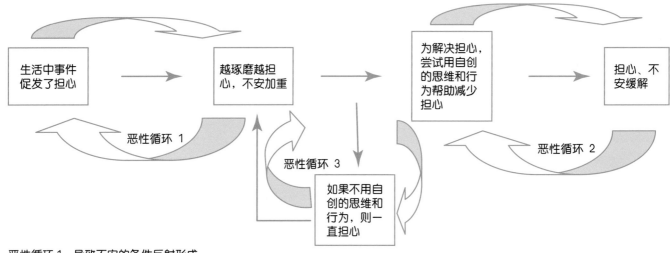

恶性循环1：导致不安的条件反射形成

恶性循环2：导致强迫症状（思维或行为）的出现

恶性循环3：导致强迫症状（思维或行为）的固定和加重

恶性循环 1：导致不安的条件反射形成

导致不安的条件反射形成指的是注意力和感觉的恶性循环。比如某病友在紧张等因素的作用下突然心慌，会想"这该不是心脏病吧？"这样一想，病友就更容易紧张起来，之后就是不断地琢磨和自我体验到底是不是得心脏病了，时刻体验心脏的感觉，导致越注意心脏越感到心慌。这样反复的恶性循环后形成了条件反射：心脏稍微一难受，就立即想到心脏病，就越来越心慌和心脏不适。

再举个例子，某病友很在意身体，关注疾病和疾病危害，很害怕由于不卫生导致疾病，所以对吃的东西多清洗几次。这本是很常见的事，如果不在意，并不影响生活和工作。但是某一天病友看新闻上某个案例是因为没有洗干净苹果出现某种疾病，在那之后病友就十分担心家里水果没清洗干净。越担心，越觉得洗不干净，就越害怕万一没洗干净会如何，最后陷入恐慌。

恶性循环 2：导致强迫症状（思维或行为）的出现

强迫症病友有过高的责任感和过高的自我要求，会认为自己应该很好地控制所有的思维和行为。当一些风险出现时，病友会感觉到这些思维的威胁性，于是病友觉得必须采取自创的思维和行为来帮助减少风险和不安，以便预防和排除这种威胁或危险。所以这些自创的思维和行为在不断地减少风险和不安的过程中被强化，逐渐演化成一系列仪式化行为，最后形成每个固定的强迫症状。

比如上文提到的那个害怕清洗水果不干净的病友，用自己自创的一边数数、一边清洗的方式清洁水果，并且发现 6 这个数字很吉利，更符合干净的感觉。所以他自创了一个洗水果的 6 遍法，而且 6 遍的每个操作都有详细的规则。

恶性循环 3：导致强迫症状（思维或行为）的固定和加重

强迫症病友迫于当时的担心和不安，不得不用强迫症状来逃避这种恐惧，越恐惧就越做强迫的思维和行为，越做强迫的思维和行为之后就越容易担心和不安。一旦哪天不用自创的思维和行为，就会一直甚至更加担心和不安，这样往往更容易形成恶性循环，并且成了一个死循环。这就像是饮鸩止渴，明知道强迫（自创的思维和行为）很没有意义，但是不做就放心不下，只能利用强迫（自创的思维和行为）的方式来让自己放心和不害怕，但是随后害怕一来就又不得不再次开始强迫（自创的思维和行为）。

比如上文提到的那个害怕清洗水果不干净的病友，自创了一个洗水果的 6 遍法。病友可能也觉得自己的这些做法有些过分，周围人不这样做也没有生病，但是又觉得不这样做，会很担心发生疾病。病友认为做了这自我发明的方法，就好像能让自己安心一些，因此不得不上瘾般地去做。

3 个恶性循环的应对

3 个恶性循环演示了强迫症状形成和固定下来的整个过程和模式。这个模式就是：事件诱因→不安和焦虑情绪→强迫思维和行为→焦虑缓解→下次事件出现→不安和焦虑情绪→强迫思维和行为→焦虑缓解（再次开始新的循环）。

针对上述的 3 个恶性循环，最好做如下的应对：

应对恶性循环 1

这个恶性循环主要是注意力和感觉的恶性循环，切断注意力和感觉的联系就是应对的最好办法。因此病友要转移注意力，忽略感觉，不要过分地关注感觉。具体的实施办法就是如果担心不适就可以看医生，听医生的判断，不要格外做更多的思考和担心，而要积极地投入生活中感兴趣的事情和行动，转移注意力。关注树立自身良好的生活习惯、人格品质、人际关系、兴趣爱好等。在纠正不良生活习惯方面关注得多了，关注症状的时间自然就会减少，注意力也就转移了。

病友整天诉说感觉、讨论感觉、关注感觉，实际上则是在强化注意力和感觉之间的循环，使自己专注于不适而产生恶性循环。

应对恶性循环 2

切断这个循环的最好方法是顺其自然，接纳风险和不安，与风险和不安和平共处，学会把很多风险归结于不可控的因素，承认自己的无能，不强求通过主观的努力消除这种风险和不安，因为越努力消除，反而风险和不安的感觉越强烈。因此，不要对抗风险，不要去努力消除风险，因为这些风险本身是需要去承担的。

应对恶性循环 3

到了这一步，基本是症状不断加强的状态。这时候病友要接受强迫症状的影响，如工作和学习的效率下降以及生活的困难；要忍着痛苦和不安，做该做的事情；要"顺其自然，重在行动"。顺其自然的态度是对待症状时要试着不害怕、不排除、不对抗。重在行动的目的是与症状共存，任其存在，带着不安去做该做的事情，而不是排除不安。病友应试着去改变自己对症状的态度，不去拼命地与症状做斗争、想排除它，而是放弃斗争、不搭理它，养成能与之共存的态度。根据自身的实际情况知晓什么是应该做的事，比如到了该学习的时候就去学习，该吃饭的时候就去吃饭，完全按照生活的要求来，而不是按照症状的要求。对于强迫症状，病友只有从内心深处去接受它，不再和它对抗，不再试图消除，这个恶性循环也就被打断了。

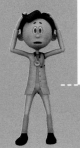

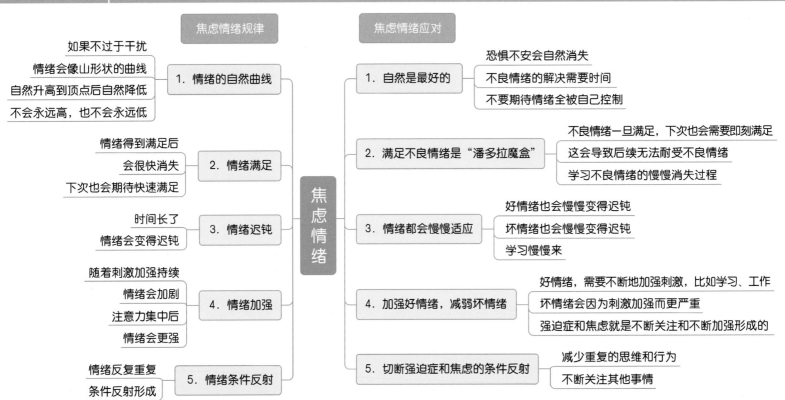

焦虑情绪规律

焦虑情绪应对

如果不过于干扰
情绪会像山形状的曲线
自然升高到顶点后自然降低
不会永远高，也不会永远低

1. 情绪的自然曲线

1. 自然是最好的
恐惧不安会自然消失
不良情绪的解决需要时间
不要期待情绪全被自己控制

情绪得到满足后
会很快消失
下次也会期待快速满足

2. 情绪满足

2. 满足不良情绪是"潘多拉魔盒"
不良情绪一旦满足，下次也会需要即刻满足
这会导致后续无法耐受不良情绪
学习不良情绪的慢慢消失过程

时间长了
情绪会变得迟钝

3. 情绪迟钝

3. 情绪都会慢慢适应
好情绪也会慢慢变得迟钝
坏情绪也会慢慢变得迟钝
学习慢慢来

随着刺激加强持续
情绪会加剧
注意力集中后
情绪会更强

4. 情绪加强

4. 加强好情绪，减弱坏情绪
好情绪，需要不断地加强刺激，比如学习、工作
坏情绪会因为刺激加强而更严重
强迫症和焦虑就是不断关注和不断加强形成的

情绪反复重复
条件反射形成

5. 情绪条件反射

5. 切断强迫症和焦虑的条件反射
减少重复的思维和行为
不断关注其他事情

焦虑情绪

焦虑情绪规律：1. 情绪的自然曲线

正常的情绪变化发展大体呈正弦曲线（形状像山峰一样），开始一点点地升高，然后到达顶峰，之后慢慢地下落。这个过程如果没有过度干预，情绪曲线会自然升高到顶点，也会自然从顶点降下来。人的情绪不会永远在高点，也不会永远在低点，都是在动态变化中。

焦虑情绪应对：1. 自然是最好的

恐惧不安和不良情绪也是一种情绪，只不过是情绪曲线波峰的高点会更高、持续时间更长而已。所以按照情绪的规律，恐惧不安也自然按照曲线的进行而自然消失。所以这需要时间去等待不良情绪的下降，不要过于期待情绪被自己所控制，应努力让自己不受不良情绪的影响。

强迫所带来的情绪是害怕、焦虑、纠结、难以忍受。但是病友终究还是要服从情绪的大规律，焦虑情绪会逐渐地达到顶峰，并在顶峰后一定会出现滑落。所以经历过了，心态变化了，病友就懂得如何调整自己的情绪。

焦虑情绪规律：2. 情绪满足

无论是好情绪，还是坏情绪，如果让情绪得到满足和释放，情绪便很快会衰减和消失。但是日后，在下次碰到类似情绪后就会期待情绪更快地满足和释放，更快地衰减和消失。

焦虑情绪应对：2. 满足不良情绪是"潘多拉魔盒"

不良情绪经过上一次的快速满足后，这回再出现时病友就会期待同样快速甚至更快速地满足，因为这样最舒服和方便。几个这样的循环后，这就会导致病友无法耐受不良情绪，甚至花时间和力气去尝试寻找解决不良情绪的方法，治疗此疾病的意愿也会减少。但是真正应对不良情绪的方式，不是快速地解决和发泄，而是学习慢慢地应对不良情绪消失的这个过程。

强迫也是这样。病友上次用了强迫的方法解决了焦虑，下次就还想用，因为这样做完强迫行为，可以很快地获得舒服和安心，但是强迫却因此越来越顽固。因此要学习让不良因素慢慢地消失，立即满足不良情绪是"潘多拉魔盒"，会引发后续更多的强迫症状出现和越来越固定的强迫症状。

焦虑情绪规律：3.情绪迟钝

无论好情绪还是坏情绪，经过一段时间，人都会逐渐地适应，然后情绪也就没有原来的样子和程度了，变得迟钝了。

焦虑情绪应对：3.情绪都会慢慢适应

无论好情绪还是坏情绪，情绪都会逐渐迟钝，人都会逐渐适应。因此当病友遇到强迫和焦虑的情绪时，一定要认识到如果不恶性循环加重，这些情绪曲线会自然地下降，达到平稳，只不过需要更长的时间和承受更多的痛苦。因此，强迫症的暴露训练利用的也是这个情绪应对原理。

焦虑情绪规律：4.情绪加强

情绪如果受到相应的刺激，会变得更持久和更强烈，而不是尊重自然规律马上下落，但是这个刺激如果消失，情绪也会逐渐减弱。所以如果刺激不断地加剧，会造成情绪不断地加强和加固。

强迫症病友如果注意力不断地集中于强迫症状，并且陷入注意力的固定，那么就进入前面章节讲过的恶性循环，最后就会导致情绪加强。

焦虑情绪应对：4.加强好情绪，减弱坏情绪

利用这个规律，如果希望加强一些好情绪，就要不断地、持续地给予刺激。想激发学习和工作的热情就需要不断地给予相应的良性刺激，这样可以激发更多的热情。

而对于一些不良情绪，如果给予不当的刺激，会导致情绪加强，甚至更严重。强迫症和焦虑情绪都是因不断地关注、不断地加强而形成的。

焦虑情绪规律：5.情绪条件反射

情绪和刺激不断地重复，会影响条件反射。条件反射一旦形成，就容易固化下来，很难受到意识和认知控制。

焦虑情绪应对：5.切断强迫症和焦虑的条件反射

切断强迫症和焦虑的条件反射，最好的办法就是要减少重复的思维和行为。通过不断地关注其他事情使情绪可以逐步地减弱，最后完全切断条件反射。

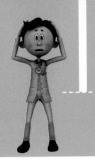

第十八天
焦虑应对的小技巧

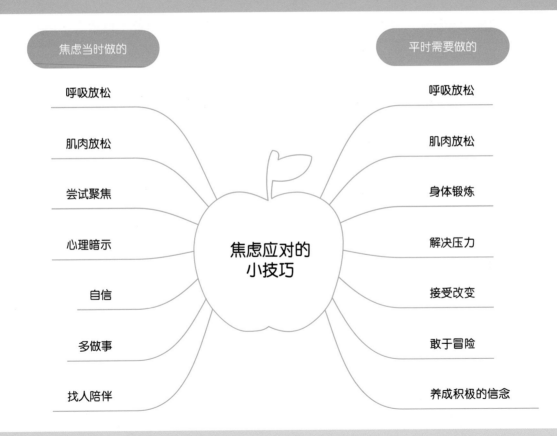

焦虑当时做的

呼吸放松

肌肉放松

尝试聚焦

心理暗示

自信

多做事

找人陪伴

焦虑应对的 小技巧

平时需要做的

呼吸放松

肌肉放松

身体锻炼

解决压力

接受改变

敢于冒险

养成积极的信念

焦虑当时做的

呼吸放松

正常吸入一口气，直到胸廓扩大到自己的极限。呼气时，尽量使呼气的时间比吸气的时间长，直到胸廓尽可能到最小。持续做 5~6 个循环。

肌肉放松

绷紧某一个部位的肌肉，使之紧缩在一起之后慢慢放松，同一部位可重复做数次。然后可以在身体的各个部位的肌肉群进行上述操作，也可以依照如下顺序依次进行：脸部——牙齿——肩膀——手臂——手掌——背部——腹部——腿——脚趾等，也可选择较不引人注意的部位进行，如大腿肌肉、脚尖等。

尝试聚焦

默念"当下"，睁开眼睛、动动身体、看看周围的环境、听听周围的声音、触摸周围的东西，与周围真实存在的一切建立连接。可以很详尽地描述看到、听到、感受到的物品的性质、颜色、形状、特点等等，不断地聚焦，观察周围；也可以尝试数数，进行简单的加减法运算，尝试背诵和大声唱歌等等。

心理暗示

用积极的语言暗示强迫和焦虑都是假象，是"纸老虎"，一定会过去的，相信自己可以战胜它们，相信自己可以做得到。

自信

相信自己可以学到方法度过这些不适和难受，相信自己可以过自己想要的生活。

多做事

多做一些积极的、能让自己动起来的活动，比如散步、跑步、跳舞、骑车等等。

找人陪伴

和朋友一起聊一些事情，告诉他您的困扰，听听周围人的聊天等等。

平时需要做的

呼吸放松

同前。

肌肉放松

同前。

身体锻炼

每周 2 或 3 次体育锻炼。

解决压力

学会梳理目前学习、工作和生活中遇到的问题和困难，定期解决这些问题并形成解决问题的思路和好习惯。

接受改变

生活不可能都是一帆风顺的，要时刻准备着接受任何改变和任何改变的可能，这就让自己处于了不败之地，对未来任何的改变都不会焦虑和担心。

敢于冒险

生活中的风险不是都可以提前规避和预防的，时常需要您有面对风险、敢于冒险的勇气。努力尝试把风险当作生活的挑战和动力。

养成积极的信念

平日积累积极的应对事情的信念。"积极"表现在面对事物的利弊两面时，您总是看到积极和努力的那一面，能够学会照顾和鼓励自己。针对一些特殊的信念，可能会出现如下负面思维，比如高估糟糕的结果："我会感到恐惧，丢人现眼"；灾难思维："如果我恐慌的话，一切都完蛋了"；不切实际的幻想："这些琐事不值得去做，没有意义"；全和无的思维："我必须要做到全对，否则我就失败了"。面对这些思维，可以自行尝试分析和转换到"我可以度过恐惧，没有人会那么关注我，我可以过去"；"我也可以害怕和恐惧，这很正常，没有什么过不去的"；"我可以尝试改变一下，尝试下不同的"；"我可以错一次的，我很普通，结果不至于那么糟糕"。

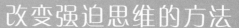
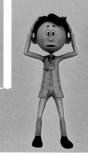
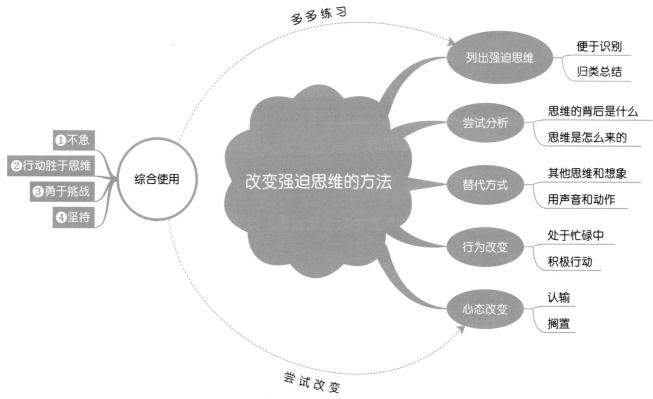

多多练习

列出强迫思维
便于识别
归类总结

尝试分析
思维的背后是什么
思维是怎么来的

改变强迫思维的方法

替代方式
其他思维和想象
用声音和动作

行为改变
处于忙碌中
积极行动

心态改变
认输
搁置

尝试改变

综合使用
❶不急
❷行动胜于思维
❸勇于挑战
❹坚持

列出强迫思维

列出所有强迫思维，可以自己总结或者和医生一起总结。这样可以明确地提示自己，这些是症状而不是正常思维，以便识别和区别症状与正常思维，充分认知这些强迫思维的不合理性。如果发现是强迫思维，就尽力停止想法，不要过于陷入。学会归类和总结强迫思维，这样可以发现自己所关注的问题和焦虑的原因。

尝试分析

每个强迫思维虽然是症状，但是背后也都有不同的心理机制，可能是要求、希望、担心等等。当您考虑这些思维是怎样跑到自己的头脑中时，可以发现这些强迫思维是在以前的生活和学习中从来都不被关注的，是因在偶尔一次跑到脑子里后，自己不断关注而形成的。

替代方式

可以尝试做些事情替代强迫思维，比如在大脑中刻意地数数，尝试大声说出自己的愿望，大声朗诵自己喜欢的唐诗等等。

行为改变

尝试在强迫思维的同时，去做别的事情，任何可以使手脚动起来的事情都行，比如跑步、快走、做操等等，让自己处于忙碌的状态。

心态改变

在一些想不通、想不清楚的事情上，采取认输的态度；也可以打拖延战术，暂停和搁置这些想法，先忙别的事情。

无论是哪种方法，要多多练习，尝试改变，并积极地利用行动战胜强迫思维，勇于挑战和坚持，不要急于求成。

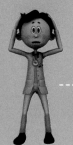

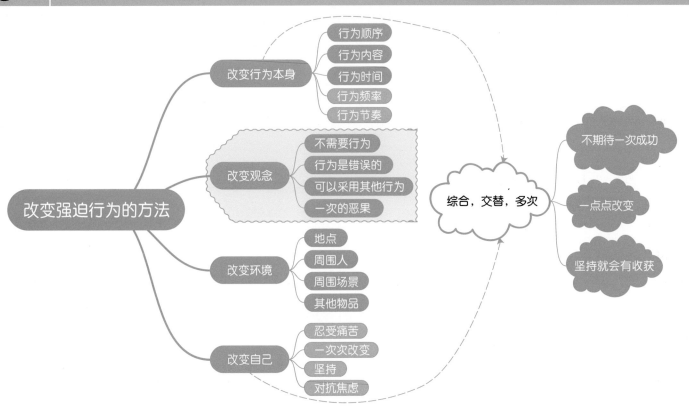

改变强迫行为的方法

改变行为本身
- 行为顺序
- 行为内容
- 行为时间
- 行为频率
- 行为节奏

改变观念
- 不需要行为
- 行为是错误的
- 可以采用其他行为
- 一次的恶果

改变环境
- 地点
- 周围人
- 周围场景
- 其他物品

改变自己
- 忍受痛苦
- 一次次改变
- 坚持
- 对抗焦虑

综合，交替，多次

- 不期待一次成功
- 一点点改变
- 坚持就会有收获

不要期待一次就可以成功，而是多种方法，综合、交替、多次使用，只要坚持下去，一点点地尝试改变，就会有效果出现。

治疗强迫行为没有奇迹，不要期待一做什么，强迫行为就会停止和好转，因为这是根本不可能的。强迫行为是一个长期形成的恶性循环模式以及恶性条件反射，所以很多时候都是自动就要做强迫行为，不做就有难受的感觉。因此，若要改变强迫行为，首先要自己尝试一点点地改变，哪怕不成功，这样才会让恶性循环模式改善，打破恶性条件反射。尝试使用下列方法，每次改变一点，坚持下去，就会有成果。

改变强迫行为本身

改变强迫行为的任何一个环节都可以，比如做动作的顺序，要做的内容，要做的时间轮换，做的频率和节奏等等。尝试把强迫行为的细节写出来，在每个细节地方根据自己的条件做一些变换和调整，这样强迫行为也会发生变化，为日后更进一步的改变铺路。

改变观念

很多强迫行为的背后是明确的错误观念在做怪。观念是因，行为是果。要从根本上修改强迫行为，首先一定要从"因"上努力。可以将正确的观念在心中默默地暗示和加强，比如：这些强迫行为并不需要去做，强迫行为根本是错误的，可以采用其他正确的行为来替代，每做一次强迫行为就会不断地放纵和加强强迫行为等等。一定要不断地加强这些正确的观念，改变了观念，行为自然也会改变。

改变环境

尝试改变强迫行为发生当时的周围环境，比如：马上做地点的转换，尝试和周围人交谈，改变周围环境的布置，尝试开始做其他事情，使用其他物品等等。

改变自己

强迫行为的产生原因仿佛是一个系统整体运作出了问题，因此实现整体的改变需要时间。在正确的方法和正确的方向确定后，需要持续地努力一段时间才可以看到成效。而在这些努力中需要病友们忍受痛苦，勇于持续尝试改变，对抗焦虑。没有这些的痛苦和过程，是不会成功改变强迫行为的。

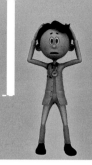

改变强迫的
五步法

步骤一：心理接纳

步骤二：正确反应

步骤五：为所当为

步骤三：共存

步骤四：不理睬

步骤一 心理接纳

心理上首先要接纳强迫症状。强迫症状就像我们头脑里出现的其他想法一样是客观存在的，如：我今天想去看一场电影，我想去吃一顿美食……强迫症状只是你脑子里万千想法里的一个，如同月有阴晴圆缺，人有高矮胖瘦……我们要像接纳自己身上的一切一样接纳强迫症状，把强迫症状当作你身体的一部分，当作你头脑里无数想法中的一个即可。

步骤二 正确反应

面对强迫，你会怎么样？焦虑、恐惧、担心……你试图对抗它，但是你又担心万一真发生了不好的事情怎么办？万一染上病怎么办……在"万一"想法的支配下，你又屈服于强迫。

"万一"真的会发生吗？这好比把一根针扔到大海里，万一要是捞上来呢？理论上讲也许有这么个概率，但是谁都知道在大海里捞针是根本不可能的，完全可以忽略不计。你担心的"万一"根本不会发生的，大可不必在意。

所以，正确的反应是带着害怕和恐惧去做事情，而不是消除害怕和恐惧，更不是无限制地陷入害怕和恐惧。

步骤三 共存

每天大脑中涌现数不清的念头，所以一时出现强迫症状也不足为奇。既来之则安之。这没有什么特别的。就让它和无数想法一样存在吧，和强迫症状一起共存吧。

步骤四　不理睬

我们脑子里有万千想法都一定要去实现吗？一定要去做吗？我们想去吃豪华大餐可是没有钱，于是改叫外卖了；我们想和朋友去旅游，但不是休息日，只能去上班了……所以强迫症状和这些不切实际的想法是一样的，可以在脑子里出现，但是我们知道这是不正确的、不该做的、不理性的，那就尝试不去做，不理睬它。

步骤五　为所当为

强迫症状是不正确的，所以不能受强迫症状的支配去做事情，我们要积极地投身到生活当中去。让正确的事占满自己的空间和大脑，做那些有建设性意义的事情。为所当为就是要做当下该做的事情。

千里之行，始于足下，从现在开始，看清楚自己的内心，理清楚自己的思路。即使很难，也要开始坚持按照正确的方式去思考、去生活。努力迈出战胜强迫症状的五步，并且尝试持之以恒，你会发现强迫症状在不知不觉中减轻了，生命的列车重新步入正轨。

希望病友们在生活中淡定从容，努力感受生活赋予我们的快乐和美好。

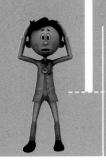

有这么一则禅语小故事：

一位禅师有个爱抱怨的弟子。

一天，禅师将一把盐放入一杯水中让弟子喝，弟子说：咸得发苦。

禅师又把更多的盐撒进湖里，让弟子再尝湖水。弟子喝后说：纯净甜美。

禅师说：生命中的痛苦是盐，它的咸淡取决于盛它的容器。你愿做一杯水，还是一片湖？

其实强迫症状也像放入一杯水中的一把盐，越加盐，水越咸、越苦；如果不停地只去关注强迫症状（盐），强迫症状的痛苦（盐分）就会越来越明显，会更咸、更苦。所以我们要做到除了尽可能地消除强迫症状（减少盐分的量），更要努力把一杯水变成湖，而一杯水或者湖其实就是我们的生活。如果能把生活打开，生活拓宽，强迫症状就像溶解在湖水中的盐，我们尝不到强迫症状，更多的是去体验生活，我们就从强迫症状中恢复了。

有这么一则寓言小故事：

有一个得了疑心病的人，一天晚上，他一人独自在路上走，突然发现身后有个黑影一直紧跟着他，他心里很害怕，回头看了看，发现地上有一串脚印也一直跟着他，那个黑影与脚印连在一起，他于是就加快了脚步，匆匆忙忙地往家里走。

可是一路上，黑影和脚印一直紧随其后，无法摆脱。路人见他神色慌张，问他怎么了，他又觉得说出来尴尬，就一直藏在心里，独自害怕得要死。等到他路过家门口时，他怕自己把身后的东西也带进家里，就没有进门。就这样，他为了甩掉影子，就不停地拼命跑，最后耗尽体力，心力交瘁而死。

强迫症状也像我们的影子，某一天我们突然发现它们的存在或者他们突然来到我们的生活。我们恐惧、害怕，不停地奔跑和躲避，可是发现它们始终是尾随着，越躲越害怕，越跑它们越跟着。为了甩掉影子（强迫症状）而耗竭自己的生活。这时我们该换下策略，我们可以慢慢地走，观察影子（强迫症状）的规律和存在，慢慢与对它们（强迫症状）的害怕、恐惧共处，慢慢发现它们（强迫症状）只是存在而已，慢慢发现它们（强迫症状）根本无害，慢慢发现可以带着它们（强迫症状）做任何事情，慢慢发现生活可以不受它们（强迫症状）的影响。

强迫症的治疗目标不是彻底消除强迫症状，一丝一毫都不允许它们存在，而是要拓宽生活，减少强迫症状对我们的影响，即使有部分强迫症状存在，也不影响我们的生活。这才是真正的康复和治愈。所以把强迫当作"盐"和"影子"吧！

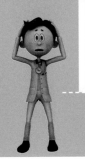

第二十三天

强迫症"难治"吗

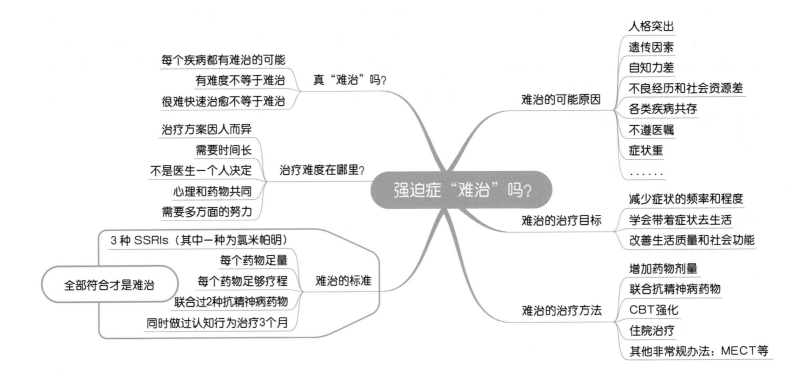

真"难治"吗?
- 每个疾病都有难治的可能
- 有难度不等于难治
- 很难快速治愈不等于难治

治疗难度在哪里?
- 治疗方案因人而异
- 需要时间长
- 不是医生一个人决定
- 心理和药物共同
- 需要多方面的努力

难治的标准（全部符合才是难治）
- 3 种 SSRIs（其中一种为氯米帕明）
- 每个药物足量
- 每个药物足够疗程
- 联合过2种抗精神病药物
- 同时做过认知行为治疗3个月

强迫症"难治"吗?

难治的可能原因
- 人格突出
- 遗传因素
- 自知力差
- 不良经历和社会资源差
- 各类疾病共存
- 不遵医嘱
- 症状重
- ......

难治的治疗目标
- 减少症状的频率和程度
- 学会带着症状去生活
- 改善生活质量和社会功能

难治的治疗方法
- 增加药物剂量
- 联合抗精神病药物
- CBT强化
- 住院治疗
- 其他非常规办法：MECT等

真"难治"吗？

每个疾病都有难治的可能。目前从大多数的强迫症治疗规律来看，除非很特别的个案难治，绝大多数治疗效果都不错。

治疗有难度，不等于难治。所谓的有难度是由疾病的特点所致。精神心理疾病的治疗都不是通过一次服药、手术、谈话可以解决的，都需要一段时间的调整。大家不了解疾病，自然会误解，如果按以往像发热和感冒一样的治疗标准去理解，当然会觉得难。

强迫症一般很难快速痊愈，但是并不等于难治。因为一般强迫症的治疗需要几个月，甚至几年的调整，按照疗程治疗，效果都会不错。

治疗难度在哪里？

治疗方案因人而异。强迫症的个体差异很大，这也是心理疾病的特点。每个人的体质、性格、起病原因、认知等等都不一样，所以每个人的治疗方案也不会一样，治疗有难度。因此治疗需要病友有耐心，也需要医生有很强大的医疗业务能力。

需要时间长。每次治疗方案都需要2~3周的观察和调整，定期就诊，这样治疗总共时间需要几个月到几年。病友会感觉到有负担。

不是医生一个人决定。不像其他疾病，医生可以一个人操作和决定治疗方案。强迫症的治疗需要医患联合，病友一定要参与到治疗中。如果病友不配合，甚至还会在治疗中起到不利的作用。

需要心理和药物共同治疗。目前药物治疗在大多数地区都可以便捷获得，但是心理治疗还不是很方便地得到，并且部分心理学从业人员的经验和资质尚不足，导致治疗难度增加。

需要多方面的努力。治疗过程中需要个人工作和生活的调节，需要家庭和社会的调整和帮助，需要病友自我反省，需要适度地放弃一部分外界的要求等等。很多因素都可以影响治疗，所以治疗有难度。

难治的标准

至少经过 3 种 5- 羟色胺再摄取抑制剂（SSRIs）的治疗，包括氟西汀、氟伏沙明、舍曲林、帕罗西汀和氯米帕明，其中一种为氯米帕明。

每个药物足量。足量的定义是氯米帕明每天 200 mg，氟西汀每天 60 mg、氟伏沙明每天 300 mg、舍曲林每天 200 mg、帕罗西汀每天 60 mg。

每个药物足够疗程。每个疗程应用每个药物的最大剂量 2~3 个月，最好是 3 个月。

联合至少 2 种非典型抗精神病药物。非典型抗精神病药物包括奥氮平、喹硫平、利培酮、阿立哌唑等。

同时做过认知行为治疗 3 个月。

以上条件全部符合，并且治疗无效，则称为"难治"。"无效"定义为经治疗后耶鲁 – 布朗强迫症状量表（Y–BOCS）评分下降不到 25%，而不是大家说的还有强迫症状。因为正常人也会有强迫症状，所以主要看强迫症状的程度是多少。

难治的可能原因

人格突出。人格中偏执、固执、过于完美、拖延等特点太明显的，通常会导致治疗效果差。

遗传因素。家族中，如果有很多强迫症的亲属或者其他精神疾病的亲属，会增加治疗难度。

自知力差。对疾病没有认知，不愿意接受治疗，无法理解治疗的意义和需要，这样治疗效果会不好。

不良经历和社会资源差。既往童年或幼年经历过很多不良生活事件，以及目前生活中各类社会资源差，比如经济条件不好，没有亲人和朋友，面临巨大生活压力等，都会导致治疗效果不佳。

各类疾病共存。与躯体疾病和精神疾病共病的状况，如甲状腺功能低下、甲状腺功能亢进、隐蔽的物质滥用、双相情感障碍、进食障碍、人格障碍等。

不遵医嘱。治疗中不遵守医嘱，药物随意增减或停用，治疗期间不能按照医生要求处理相关事宜，这都会拖延治疗，甚至导致治疗效果差。

症状重。强迫症状非常严重的，治疗效果会差。

……

难治的治疗目标

应最大限度地减少症状的频率和程度。

尽可能让患者接受带着症状生活。

尽量减少疾病对生活质量和社会功能的影响。

难治的治疗方法

增加药物剂量，甚至超量的可能（具体药物剂量必须遵医嘱，了解相关利弊和风险，遵守国家的法律和相关规定）。

联合抗精神病药物（第二代抗精神病药物）作为强化治疗方案，比如使用奥氮平、喹硫平、利培酮、阿立哌唑等，可能使用的剂量更高（具体治疗必须遵医嘱，了解相关利弊和风险，遵守国家的法律和相关规定）。

认识行为疗法（CBT）也可以作为一种强化治疗方案。

住院治疗：利用住院环境，使用更为积极的、优化的药物和行为治疗。

其他非常规办法：改良电休克治疗（MECT），神经外科治疗（具体治疗必须经医生诊治，遵医嘱了解相关利弊和风险，遵守国家的法律和相关规定）。

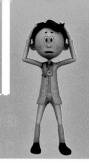

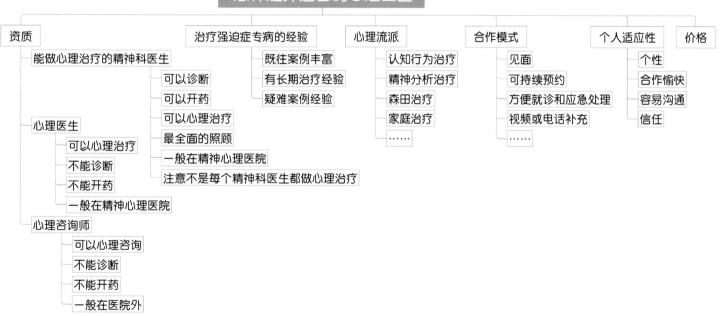

怎样选择适合的心理医生

- 资质
  - 能做心理治疗的精神科医生
    - 可以诊断
    - 可以开药
    - 可以心理治疗
    - 最全面的照顾
    - 一般在精神心理医院
    - 注意不是每个精神科医生都做心理治疗
  - 心理医生
    - 可以心理治疗
    - 不能诊断
    - 不能开药
    - 一般在精神心理医院
  - 心理咨询师
    - 可以心理咨询
    - 不能诊断
    - 不能开药
    - 一般在医院外
- 治疗强迫症专病的经验
  - 既往案例丰富
  - 有长期治疗经验
  - 疑难案例经验
- 心理流派
  - 认知行为治疗
  - 精神分析治疗
  - 森田治疗
  - 家庭治疗
  - ……
- 合作模式
  - 见面
  - 可持续预约
  - 方便就诊和应急处理
  - 视频或电话补充
  - ……
- 个人适应性
  - 个性
  - 合作愉快
  - 容易沟通
  - 信任
- 价格

资质

能做心理治疗的精神科医生：最优选。因为他们可以同时诊断、开药、心理治疗等，相当于是一个医生解决所有的问题，给予最全面的照顾，一般需要在精神心理专科医院进行治疗。需要注意的是，不是每位精神科医生都做心理治疗，因为有的医生没有时间，有的医生专长不是心理治疗。

心理医生：可以做心理治疗，但是一般不能诊断和开药。一般在精神心理专科医院进行治疗。

心理咨询师：可以做心理咨询，但是一般不能诊断和开药。一般在医院外。

治疗强迫症专病的经验

强迫症是一种比较特殊的疾病，一般的心理工作者应对起来会有困难。既往案例丰富、有长期的治疗经验，尤其是有过疑难案例经验的心理工作者治疗强迫症会更好。另外，强迫症大部分可能需要合用药物治疗，因此能够诊断和开药，并且相关治疗案例经验多，还能做心理治疗的精神科医生为最优选。强迫症专病治疗专长的医生最适合。

心理流派

各个心理治疗流派都有治疗效果。但是建议按照当地的医疗实际以及个人的接受能力，选择时可以倾向于从认知行为治疗、精神分析治疗、森田疗法、家庭治疗等入手。

合作模式

心理治疗务必是见面治疗优先。在见面治疗的基础上，需要考虑是否可以预约到医生，是否方便就诊，以及有应急状况时如何处理等条件。也可以把视频或者电话咨询作为补充形式。

个人适应性

心理治疗毕竟是以人和人之间的沟通交流为主。个性是否适合，合作是否愉快，医患是否容易沟通，是否在治疗中能有彼此信任感都将作为考量的依据。

价格

价格不是影响治疗的最大因素，但是强迫症的治疗毕竟不是一次的治疗行为。所以个人也需要考虑治疗费用是否适合自己。

……

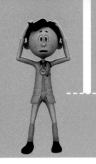
推荐强迫症病友和家属阅读的书籍

科普书籍

《远离强迫》，闫俊著，北京大学医学出版社。

《强迫症知识问答集》，闫俊著，北京大学医学出版社。

《脑锁——如何摆脱强迫症》，（美）施瓦兹等著，中国轻工业出版社。

《森田疗法入门——人生的学问》，（日）田代信维著，人民卫生出版社。

《行动转变性格：森田式精神健康法》，（日）长谷川洋三著，人民卫生出版社。

《森田疗法与新森田疗法》，（日）大原浩一，大原健士郎著，人民卫生出版社。

《心不由己——走出强迫症的怪圈》，邹旭辉著，安徽人民出版社。

《走出强迫症——找回美丽的日子》，东振明著，中国轻工业出版社。

《强迫症改变人生》，孟刚著，山东文艺出版社。

专业书籍

《强迫障碍（第 2 版）》，崔玉华著，北京大学医学出版社。

《中国强迫症防治指南》，司天梅，杨彦春著，中华医学电子音像出版社。

其他资源

强迫症病友 QQ 群（免费，自助群）

　　群名：闫俊强迫症免费交流群；群号：138943272。本群由北京大学精神卫生研究所（北京大学第六医院）创建，群主是闫俊医生（QQ 名：努力发现生活），宗旨是让强迫症病友之间有更多的交流机会，互相交流治疗强迫症好的经验，分享治疗成果，共同努力去发现生活。病友家属也可以加入此群。

强迫症微信公众号（免费关注）

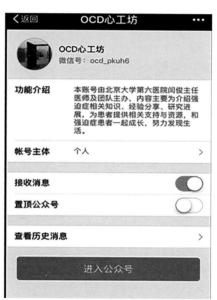

　　OCD 心工坊是由北京大学第六医院闫俊医生团队主办的强迫症微信公众号（微信号：ocd_pkuh6）。

　　"我们提供强迫症的正确治疗知识和资讯；我们提供强迫症相关的书籍和文章；我们提供温暖的平台

和环境；我们提供希望和未来！"

——这就是我们强迫症心理工作坊 OCD 心工坊。

强迫症心理工作坊（北京大学第六医院治疗项目）

在治疗方法上，强迫症心理工作坊以森田疗法为基础，同时针对强迫症的思维和行为也具有成瘾性模式行为的特点，结合脱瘾行为矫正、森田疗法进行治疗。治疗模式以强迫症患者集体和医生一起讨论、医生指导的方式进行。治疗的内容也可以包括提供家属如何辅助强迫症病友治疗以及解答强迫症相关问题等方面。

治疗时间：每周四下午 2：30—3：30（遇节假日取消）。

治疗地点：北京大学第六医院门诊。

如果时间充裕，还可阅读下列心理类书籍

《遇见未知的自己：都市身心灵修行课（修订版）》，张德芬著，湖南文艺出版社。

《感谢自己的不完美》，武志红著，中国华侨出版社。

《当下的力量（白金版）》，（德）埃克哈特·托利著，中信出版社。

《孩子你慢慢来》，龙应台著，广西师范大学出版社。

《终结拖延症》，（美）威廉·克瑙斯著，机械工业出版社。

《哈佛心理课》，侯伟著，延边大学出版社。

《心的出路》，（美）伊丽莎白·库伯勒·罗斯，戴维·凯思乐著，国际文化出版公司。

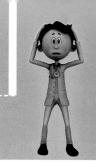

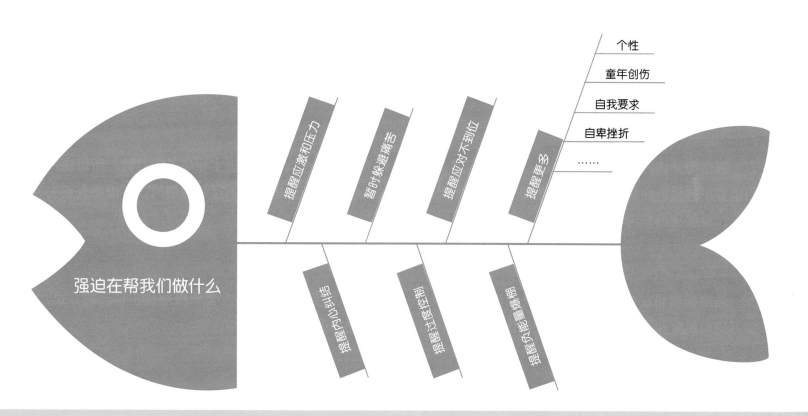

强迫在帮我们做什么

提醒应激和压力

暂时躲避痛苦

提醒应对不到位

提醒更多

个性

童年创伤

自我要求

自卑挫折

……

提醒内心纠结

提醒过度控制

提醒只能量爆棚

提醒应激和压力

强迫的出现提醒病友之前一定存在应激和压力，因此要回顾之前的生活事件，尽可能弥补和解决，这样让压力和应激快速减少，就有可能快速地改善症状。

提醒内心纠结

强迫的精神分析心理治疗理论提示，强迫可能源于潜意识中不可调和的冲突，因此病友要积极地做内心的反省和自我的疏解，及早做心理调整和治疗。

暂时躲避痛苦

强迫把一切内心躲避不掉的痛苦转化到强迫症状上，最大限度地达到了躲避现实和痛苦的目的。所以病友们也要了解强迫症状只是暂时躲避痛苦的方式而已，不能长久使用。而强迫症状不过是虚假的，不需要真正去解决，要解决的是内心真正的冲突。

提醒过度控制

强迫提醒病友在用错误的方式去错误地控制风险、控制焦虑和生活，因此病友要积极地修正自己的方式，学习应对风险和管理自己的生活，而不是坚持一直用自己认为的所谓正确方式。

提醒应对不到位

强迫提醒病友正在陷于幻想和错误的坚持中，没有积极地应对发生的事情。

提醒负能量爆棚

强迫提醒病友看待问题过于负面，总是纠结于万一、如果等各种小概率和假设之中。

提醒更多

强迫也提醒病友可能有个性上的不足，早年创伤的阴影，过于严格要求自己和外界，过于追求无风险，过于自卑和耐受挫折力差，希望一切按照自己的想法达到自己的要求等等。

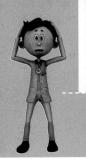

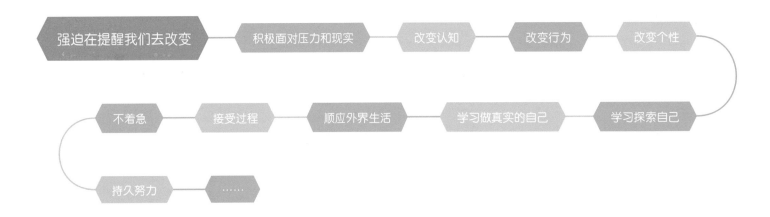

强迫在提醒我们去改变 → 积极面对压力和现实 → 改变认知 → 改变行为 → 改变个性

不着急 → 接受过程 → 顺应外界生活 → 学习做真实的自己 → 学习探索自己

持久努力 → ……

积极面对压力和现实

很多强迫的症状和压力有关，也与很多无法接受的现实有关。强迫症病友扭曲了自己的压力和不接受现实的心态，转而发泄到强迫症状上。如果能抛弃这样扭曲的心态，直面压力和现实，疾病也就消失了。尽量做到永远积极地接受压力和接受现实。

改变认知

一个人对待风险的态度、认知外界的方式、对问题的反应等，决定了很多问题能否顺利解决。如果病友能改变敏感和思维模式，最后处理问题的结果也会改变。

改变行为

强迫行为是一种症状的表现，如果一直纠缠这种行为，就永远处于病态。任何行为的改变都可以逐渐带动强迫行为的变化。因此要积极地行动起来，改变行为，去努力生活、发现生活。

改变个性

强迫症病友的性格特点是过分地小心和仔细，很苛求自己和别人的完美，对待很多问题一成不变，太关注细节和琐碎的事情，造成病友解决问题时不是去解决问题的大方向，而是纠缠细节，犹豫、刻板、固执，缺少变化，缺少积极、主动的行为应对，这些个性都需要病友逐步地去改变。

学习探索自己

强迫症病友因为过于追求完美，喜欢按照规则去做事，所以有时候很容易压抑自己的情绪。因此病友要学习去探索自己的情绪、欲望、困难和喜好，以及这些和强迫之间的关系。

学习做真实的自己

真实的自己就是肯定自己是个普通人，完全可以有预期焦虑、任何不切合实际的想法以及冲突和罪恶的想法和念头；要允许所有一切的存在，接受自己的无能；学习接受与各种危险（包括疾病、外伤、被伤害、死亡等）、各种痛苦共存的状态，学习对待生活、生存和生命的顺其自然的态度；不能因为有痛苦、危险、焦虑和罪恶感等等想法和感受，就不去接受和拼命抵抗；此外，还要学习自我肯定，多爱自己。

顺应外界生活

病友要学习顺应外界自然的生活，而不是把所有的风险都控制在自己的手中；病友不可能把日子都按照自己希望和想象的过，更不可能因为自己害怕就能改变风险的概率。因此拿出勇气去积极地行动和接受，顺应外界才可以适者生存。

接受过程

疾病治疗是一个过程，痛苦消除是一个过程，人生也是一个过程，所有的一切都是过程，而过程的本身就是成长和生活。

不着急

事物和世界不会因为我们的着急而改变什么，相反我们会因为着急而乱了方寸，导致判断、决策、行为的偏移和失误。因此耐下心来，接受强迫给我们的提醒，我们只是需要去改变自己。

持久努力

强迫症的治疗不是一蹴而就的。要相信持久努力下一定会有结果。

……

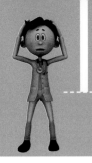

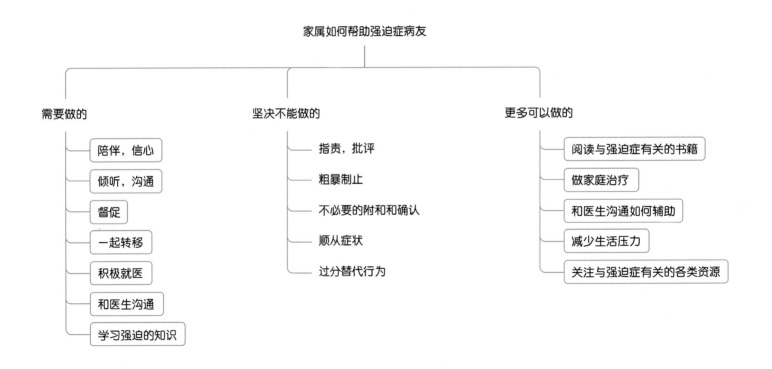

家属如何帮助强迫症病友

需要做的
- 陪伴，信心
- 倾听，沟通
- 督促
- 一起转移
- 积极就医
- 和医生沟通
- 学习强迫的知识

坚决不能做的
- 指责，批评
- 粗暴制止
- 不必要的附和和确认
- 顺从症状
- 过分替代行为

更多可以做的
- 阅读与强迫症有关的书籍
- 做家庭治疗
- 和医生沟通如何辅助
- 减少生活压力
- 关注与强迫症有关的各类资源

需要做的

陪伴，信心

强迫症的治疗是个长期的过程；在各类精神症状中，强迫症状是很消耗人心智和能量的症状，所以病友会非常痛苦，难以自拔；而病友的个性通常是急于求成，完美主义，要求过高；目前的药物和心理治疗能帮助改善症状和达到治疗效果，但是求医并不容易。所有这些都需要家属在整个治疗过程中一直给予陪伴和鼓励以及坚持的信念。有了这样的陪伴和给予的信心，治疗效果也就有了保证。

倾听，沟通

病友处于被强迫症状折磨的状态，需要更多的倾诉，也需要更多的被理解。家属可以帮助病友进一步理解症状，承担症状的折磨，这就是对病友最大的帮助。

督促

家属要督促病友就医、服药、行动以及学习如何应对症状。病友在进行强迫症治疗期间，家属可以一直做各种类型的督促。

一起转移

因为一般家属不是精神科专业人士，所以很难利用专业技巧。但是当病友愿意与家属一起配合的时候，家属可以参与其中，多做事帮助病友转移症状。

积极就医

强迫症已经是被医学界公认的疾病，并且也有成熟的治疗药物和方法。所以无论强迫症状开始多长时间，轻还是重，病友和家属首先要积极地就医，和医生一起判定，一起商议治疗方案，以防耽误治疗。

和医生沟通

病友就医获得医生帮助的同时，家属也可以另找时间和医生沟通，沟通病情、治疗方法以及可以做的事情，这样家属可以提供更多辅助治疗。

学习强迫的知识

病友要学习，家属更要学习。因为病友陷入强迫时，有时候对症状的自觉性会差，并且当时的自我分辨和控制力都会下降，造成对自己病情的判定不准确。此时更需要家属协同观察，最好一起决定治疗方案。病友和家属共同积极地学习可以帮助病友更快地康复。

坚决不能做的

指责，批评

强迫症状是疾病的表现，但强迫症是一种疾病，不是懒惰、不是装病、不是心理脆弱，而是真真实实的疾病。强迫症很复杂，可能和各种因素有关，并且有自己不能完全控制的部分。因此批评和指责强迫症患者没有意义，不能帮助治疗疾病，甚至可能会摧毁病友的心理，导致疾病加重。

粗暴制止

治疗强迫症需要药物和心理治疗，甚至利用住院环境和强制治疗的条件，但是不包含粗暴的制止手段。粗暴的制止手段不仅不一定有效果，还会有加重症状的可能。

不必要的附和和确认

强迫症病友有时候会要求家属给予附和和确认，帮助快速地结束强迫症状，甚至家属也会觉得给予附和和确认会帮助强迫症病友很多，至少减少了他们的痛苦。但是这里存在必要和不必要的问题。如果是不必要的给予，这个方式会导致强迫症状进入更多的恶性循环，所以不要随意给予附和和确认。这里区别必要和不必要很难，一定要到医院就诊，让专业医生判定。医生会根据病情的程度、症状的强度、个性、自我控制条件等综合判定附和和确认是否必要，并且这个过程是动态变化的，要根据病友的情况。因此需要家属定期与医生沟通如何应对。

顺从症状

病友的很多强迫症状会波及家庭其他成员，比如要求家属按照自己的方式清洁、检查、重复等，这些都会给家属和病友的相处带来很大的苦难和挑战。这时家属不能完全顺从症状，因为如果给予顺从，可能会加重强迫症状的扩展和蔓延，导致越来越多强迫行为，甚至最后家属也进入强迫的症状圈里。此时可向医生求助，家属和病友一起学习如何应对强迫症状。

过分替代行为

有些家属看到病友被强迫症状所困扰，就替代清洗、开门、检查、重复等等，觉得这样可以大幅度地减少病友的痛苦和强迫症状。但是这样做的结果并没有真正地消除症状，只是回避症状，而这个回避会导致症状进一步加重。

更多可以做的

阅读与强迫症有关的书籍

多学习，多进步。了解更多的疾病知识可以帮助家属自己稳定情绪、把握治疗的方向和动态，更能帮助病友康复，避免走弯路。

做家庭治疗

有些病友的强迫症与家庭有一定关系。这部分病友的家属可以和病友一起参与家庭的心理治疗，这会在很大程度上帮助病友。

和医生沟通如何辅助

每个病友的病情、程度、心理基础、治疗条件都不一样，没有千篇一律的规律可以遵循。如果想更精准地让医生帮助病友和家属，就要经常和医生保持联系，定期沟通如何应对和辅助治疗。

减少生活压力

病友因为压力容易导致强迫症的波动和发病，同时也因为强迫症状的出现而无法面对生活中更多的压力。因此无论任何时候，家属帮助病友减少压力都会有助于疾病的缓解和治疗。

关注与强迫症有关的各类资源

一个人孤军奋战太难，家属也可关注更多与强迫症有关的资源，比如一些公众号、微信、QQ 群等，和其他病友家属多沟通，这样治疗强迫症的路就不难走了。

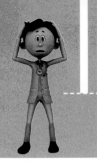

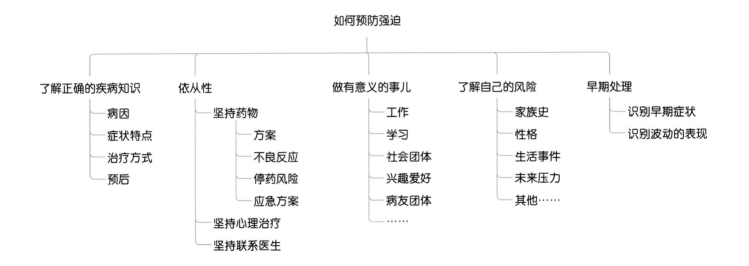

如何预防强迫

了解正确的疾病知识
- 病因
- 症状特点
- 治疗方式
- 预后

依从性
- 坚持药物
  - 方案
  - 不良反应
  - 停药风险
  - 应急方案
- 坚持心理治疗
- 坚持联系医生

做有意义的事儿
- 工作
- 学习
- 社会团体
- 兴趣爱好
- 病友团体
- ……

了解自己的风险
- 家族史
- 性格
- 生活事件
- 未来压力
- 其他……

早期处理
- 识别早期症状
- 识别波动的表现

了解正确的疾病知识

如同开车时要了解道路状况一样，只有了解正确的疾病知识，才可以更好地治疗疾病。

针对强迫症，大家需要了解疾病的病因、症状特点、治疗方式和预后，这些都能帮助更好地指导如何去预防疾病的发生。让治疗和生活之间配合密切，疾病不脱轨，不失控。对治疗要具有现实的预期，避免过于理想化。

依从性

强迫症的治疗一般都是长期的，病友保持自己治疗的依从性是很必要的，不要期待幸运和奇迹。强迫症的治疗需要病友踏踏实实地去配合。治疗依从性涉及：①一定要坚持药物治疗，需要定期就诊以评估药物治疗方案、不良反应、停药风险、一些应急方案等；②坚持心理治疗，从性格和做事方式上根本地改变自己，才能彻底远离强迫症；③坚持和医生保持联系，医生能给予药物、心理以及生活上最大的支持和保证。

做有意义的事儿

生活中有意义的事情，如积极地工作、学习，培养兴趣爱好，加入感兴趣的社会团体、病友交流平台等等，可以最大限度地帮助病友改善和治愈强迫症。

了解自己的风险

每个病友的疾病风险不同：有的有家族史，这可能需要更长时间的治疗；有的是性格过于完美和较真，这就需要更多的心理治疗；有的是遇到生活事件容易复发，这就要考虑心理治疗和应对，以及解决事件方式；有的是因为压力，这就要学习如何应对未来压力。每位病友拥有的风险也可能是组合式的，那就更需要多种方法联合治疗和预防。

早期处理

病友及其家属如果早日学会识别症状波动的早期表现和可能引起复发的诱发因素，那么当疾病有复发迹象时，就知道尽早寻求专业治疗以降低完全复发和合并其他并发症的概率。

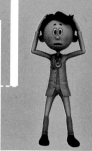

强迫症治疗的长期性

急性期治疗：3～4个月

短期内品种多 —— 短期内剂量高 —— 为主 —— 药物治疗

树立信心 —— 了解疾病 —— 为辅 —— 心理治疗

必要时休息 —— 平衡利弊 —— 社会功能的维持
兼顾工作和学习

修正个性弱点 —— 个性调整

压力应对 —— 近期压力
未来压力
学习方法

适合自己
循序渐进 —— 目标调整

心理康复

生活安排
认知调整 —— 药物维持 —— 品种更少
剂量更小

心理治疗 —— 为主 —— 学习心理应对强迫症状
改善个性 —— 应对压力

社会功能恢复 —— 为主 —— 积极恢复工作和学习
逐步进去 —— 减少压力

药物治疗 —— 为辅 —— 减少品种
降低剂量

……

维持期治疗：因人而异

巩固期治疗：半年左右

强迫症治疗一般大致分为急性期、巩固期和维持期三个过程，但是每个过程的持续时间在每位病友身上都不同，这是因为精神心理疾病和个体密切相关，个体差异大，所以持续时间一定会因人而异。

急性期治疗

急性期治疗，主要是以药物和心理治疗为主。

因为这时候症状是最重的时候，所以治疗目标是争取快速消除症状，并且平衡必要的学习、工作和治疗之间的矛盾。这期间，药物治疗需要面临选择合适的药物，快速地增加到合适的剂量，尽量减少药物反应，获得最大的药物治疗收益，快速消除症状。同时这期间的心理治疗不是为了快速消除症状，而是了解疾病、树立治疗信心、辅助药物治疗等。同时一些严重到无法学习和工作，或者不能在短期内减少症状的病友，可能需要考虑短期休息或住院治疗。

这个过程一般需要 3~4 个月，有的病友可能需要更长的时间。

巩固期治疗

巩固期治疗，主要是在心理治疗和药物治疗辅助下，积极地恢复社会功能。

药物治疗在急性期已经调节到最好状态，所以在巩固期基本是适度降低药物剂量和减少品种，以减少药物的不良反应。这时心理治疗就变得非常重要了。病友需要积极学习应对强迫症状的方式和方法，更需要深度地恢复，比如改善个性、应对压力等等。

此时，社会功能恢复变为重点，病友应尽力地学习应对症状，积极进行改善社会生活的治疗，争取全面回归到原来的生活中。

这个过程一般需要半年左右，有的病友可能需要更长或更短的时间。

维持期治疗

维持期治疗，药物治疗更为辅助，重点是学习如何应对压力，防止复发。

此期间，药物争取减少到最低剂量、最少品种，虽然剂量和品种最大限度地减少，但是仍需要维持一定剂量。

这时候心理治疗基本是以康复为主，可以进行深度的能力治疗，比如个性、家庭和生长经历的挖掘来改善强迫症的心理基础，也可以是应对压力，调整目标，调整生活和工作的安排等等。病友如果没有时间做更多的心理治疗，就需要积极地应对压力，学习评估近期和未来的压力，学习更多的方法调整自己的生活。

这个过程因人而异，无法统一规定时间，建议越长时间越好。

目前的治疗观点强调强迫症长期治疗的必要性，推荐对治疗有效的病友应持续服药 1～2 年。如果必须停药，应该缓慢停药以使停药反应降到最低。

强迫症的表现是波动性的，临床表现是多样的，病友会有不同程度的临床损害、不同病程的演化、不同的临床治疗效果，以及各异的合并症状。对于那些初始症状严重的，合并人格障碍的，有多种合并症状的，症状表现是关于储存、性和宗教类观念的，病情自知力不好的，病程长的，起病早的，治疗前抑郁明显的，治疗动机不足的，污染和清洗仪式表现的病友，在治疗上更要做好长期疗程的准备。